Verde e Gustoso

Il Mondo Saporito della Cucina Vegetariana

Alessia Rinaldi

Indice

Introduzione 10

RISO E CEREALI 15

Riso classico all'aglio 16

Riso integrale con verdure e tofu 18

Porridge base di amaranto 20

. Pane Di Mais Con Spinaci 22

Budino di riso con uvetta 24

Porridge di mais con uva sultanina 26

Porridge di quinoa con fichi secchi 29

Budino di pane con uvetta 31

Insalata di grano saraceno 33

Porridge di segale con guarnizione di mirtilli 35

Porridge di sorgo al cocco 37

Riso aromatico di papà 39

Cereali salati ogni giorno 41

Insalata d'orzo alla greca 43

Porridge di farina di mais dolce facile 45

Muffin di mais della mamma 47

Riso integrale allo zenzero 49

Farina d'avena dolce "Grits" 51

Ciotola Freekeh con fichi secchi 53

Porridge di mais con sciroppo d'acero 56

Riso alla mediterranea 58

Pancake al bulgur con un tocco in più 60

Porridge di segale al cioccolato 62

Autentico pasto Mielie africano 64

Porridge di teff con fichi secchi 66

Budino di pane decadente con albicocche 69

Riso al coriandolo Chipotle 71

Porridge d'Avena con Mandorle 73

Ciotola di miglio aromatica 75

Ciotola Harissa Bulgur 77

Budino di quinoa al cocco 80

Risotto ai funghi cremini 82

Risotto colorato con verdure 84

Granelli di amaranto con noci 86

Pilaf d'orzo con funghi selvatici 88

Muffin dolci di pane di mais 90

Budino Di Riso Aromatico Con Fichi Secchi 93

Potage alla quinoa 95

Ciotola di sorgo con mandorle 97

Muffin al bulgur con uvetta 99
Pilaf vecchio stile 101
Insalata Freekeh con Za'atar 103
Zuppa Di Verdure All'amaranto 105
Polenta con funghi e ceci 108
Insalata di teff con avocado e fagioli 110
Avena notturna con noci 112
Palline energetiche alla carota 115
Biscotti croccanti di patate dolci 117
Carotine Glassate Arrosto 119
Chips di cavolo riccio al forno 121
Salsa di anacardi con formaggio 123
Salsa Hummus Piccante 125
Mutabal tradizionale libanese 128
Ceci tostati all'indiana 130
Avocado con salsa tahina 132
Gnocchi di patate dolci 134
Salsa Di Peperoni Arrostiti E Pomodoro 136
Classico mix da festa 138
Crostini Aglio E Olio D'Oliva 140
Polpette vegane classiche 141
Pastinaca arrostita al balsamico 143

Baba Ganoush tradizionale 146

Bocconcini di burro di arachidi 148

Salsa di cavolfiore arrosto 149

Involtini facili di zucchine 151

Patatine fritte di patate dolci Chipotle 153

Salsa Di Fagioli Cannellini 155

Fagioli alla messicana 157

Classico minestrone italiano 159

Stufato di lenticchie verdi con cavolo riccio 161

Mix di verdure di ceci dell'orto 163

Salsa calda di fagioli 165

Insalata di soia in stile cinese 167

Cavolfiore arrosto condito 170

Toum libanese facile 173

Avocado con salsa piccante allo zenzero 175

Mix di snack a base di ceci 177

Salsa Muhammara con un tocco in più 179

Crostini di spinaci, ceci e aglio 181

Polpette di Funghi Cannellini e Fagioli 184

Fette di cetriolo con hummus 186

Bocconcini di jalapeño ripieni 187

Anelli di cipolla in stile messicano 189

Ortaggi da radice arrostiti 191

Salsa di hummus in stile indiano 193

Salsa Di Carote E Fagioli Al Forno 195

Sushi di zucchine facile e veloce 197

Pomodorini con hummus 199

Funghi champignon al forno 201

Chips di cavolo riccio con formaggio 204

Barchette di hummus di avocado 206

Funghi ripieni di nacho 208

Wrap di lattuga con hummus e avocado 210

Cavoletti di Brussels al forno 212

Popper di patate dolci Poblano 214

Chips di zucchine arrostite 216

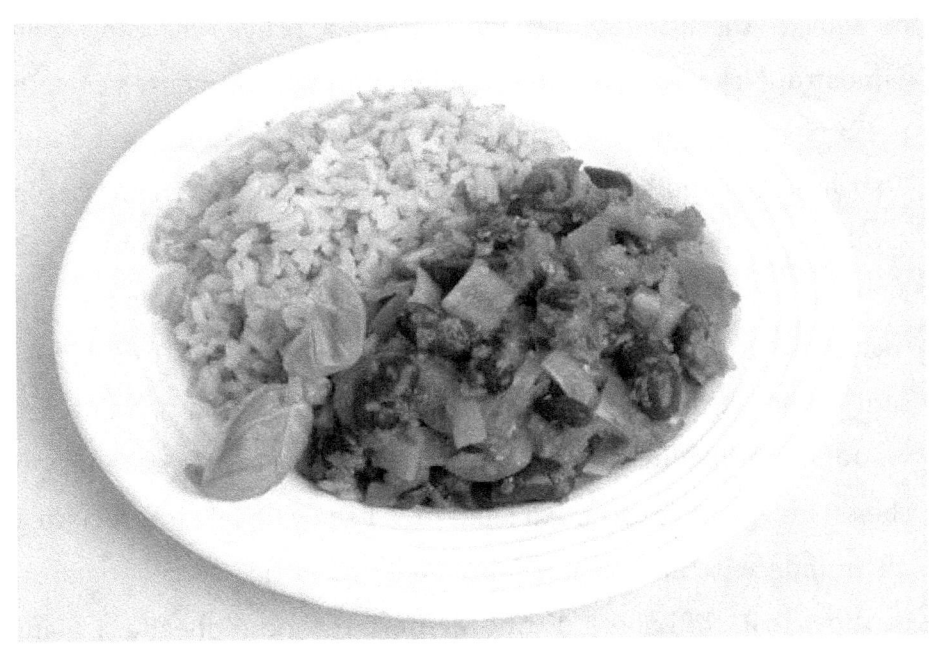

introduzione

È solo di recente che sempre più persone stanno iniziando ad adottare uno stile di vita alimentare a base vegetale. Che cosa abbia attratto esattamente decine di milioni di persone verso questo stile di vita è discutibile. Tuttavia, vi sono prove crescenti che dimostrano che seguire uno stile di vita prevalentemente vegetale porta a una migliore gestione del peso e alla salute generale, liberandosi da molte malattie croniche. Quali sono i benefici per la salute di una dieta a base vegetale? A quanto pare, mangiare a base vegetale è una delle diete più sane al mondo. Le diete vegane sane includono molti prodotti freschi, cereali integrali, verdure e grassi sani come semi e noci. Sono ricchi di antiossidanti, minerali, vitamine e fibre alimentari. Le attuali ricerche scientifiche indicano che un maggiore consumo di alimenti a base vegetale è associato a un minor rischio di mortalità per malattie come malattie cardiovascolari, diabete di tipo 2, ipertensione e obesità. I piani alimentari vegani generalmente si basano fortemente su alimenti di base sani, evitando prodotti animali ricchi di antibiotici, additivi e ormoni. Inoltre, il consumo di una percentuale maggiore di aminoacidi essenziali insieme alle proteine animali può essere dannoso per la salute umana. Poiché i prodotti animali contengono molti più grassi rispetto agli alimenti di origine vegetale, non sorprende che gli studi abbiano dimostrato che i carnivori hanno un tasso di obesità nove volte superiore a quello dei vegani. Questo ci porta al punto successivo, uno dei maggiori vantaggi della dieta vegana: la perdita di peso. Sebbene molte persone scelgano di vivere uno stile di vita vegano per ragioni etiche, la dieta stessa può aiutarti a raggiungere i tuoi obiettivi di perdita di peso. Se hai difficoltà a perdere peso, valuta la possibilità di provare una dieta a base vegetale. Come esattamente? Come vegano, ridurrai il numero di cibi ipercalorici come latticini ricchi di grassi, pesce grasso, carne di maiale e altri alimenti contenenti colesterolo come le uova. Prova a sostituire questi alimenti con alternative ricche di fibre e proteine che ti manterranno sazio più a lungo. La chiave è concentrarsi su alimenti ricchi di nutrienti, puliti e naturali ed evitare calorie vuote come zucchero, grassi saturi e alimenti altamente trasformati. Ecco alcuni trucchi che mi hanno aiutato a mantenere il mio peso seguendo la dieta vegana per anni. Mangio le verdure come piatto principale; Consumo i grassi buoni con moderazione – un grasso buono come l'olio d'oliva non fa ingrassare; Faccio attività fisica regolarmente e cucino a casa. Apprezzare! Se hai difficoltà a perdere peso, valuta la possibilità di provare una dieta a base vegetale. Come esattamente? Come vegano, ridurrai il numero di cibi ipercalorici come latticini ricchi di grassi, pesce grasso, carne di maiale e altri alimenti contenenti colesterolo come le uova. Prova a sostituire questi alimenti con alternative ricche di fibre e proteine che ti manterranno sazio più a lungo. La chiave è concentrarsi su alimenti ricchi di nutrienti, puliti e naturali ed evitare calorie vuote come zucchero, grassi saturi e alimenti altamente trasformati. Ecco alcuni trucchi che mi hanno aiutato a mantenere il mio peso seguendo la dieta vegana per anni. Mangio le verdure come piatto principale; Consumo i grassi buoni con moderazione – un grasso buono come l'olio d'oliva non fa ingrassare; Faccio attività fisica regolarmente e cucino a casa. Apprezzare! Se hai difficoltà a perdere peso, valuta la possibilità di provare una dieta a base vegetale. Come esattamente? Come vegano, ridurrai il numero di cibi ipercalorici come latticini ricchi di grassi, pesce grasso, carne di maiale e altri alimenti contenenti colesterolo come le uova. Prova a sostituire questi alimenti con alternative ricche di fibre e proteine che ti manterranno sazio più a lungo. La chiave è concentrarsi su alimenti ricchi di nutrienti, puliti e naturali ed evitare calorie vuote come zucchero, grassi saturi e alimenti altamente trasformati. Ecco alcuni trucchi che mi hanno aiutato a mantenere il mio peso seguendo la dieta vegana per anni. Mangio verdure come piatto principale; Consumo i grassi buoni con moderazione – un grasso buono come l'olio d'oliva non fa ingrassare; Faccio attività fisica regolarmente e cucino a casa. Apprezzare! Come esattamente? Come vegano, ridurrai il numero di cibi ipercalorici come latticini ricchi di grassi, pesce grasso, carne di maiale e altri alimenti contenenti colesterolo come le uova. Prova a sostituire questi alimenti con alternative ricche di fibre e proteine che ti manterranno sazio più a lungo. La chiave è concentrarsi su alimenti ricchi di nutrienti, puliti e naturali ed evitare calorie vuote come zucchero, grassi saturi e alimenti altamente trasformati. Ecco alcuni trucchi che mi hanno aiutato a mantenere il mio peso seguendo la dieta vegana per anni. Mangio le verdure come piatto principale; Consumo i grassi buoni con moderazione – un grasso buono come l'olio d'oliva non fa ingrassare; Faccio attività fisica regolarmente e cucino a casa. Apprezzare! Come esattamente? Come vegano, ridurrai il numero di cibi ipercalorici come latticini ricchi di grassi, pesce grasso, carne di maiale e altri alimenti contenenti colesterolo come le uova. Prova a sostituire questi alimenti con alternative ricche di fibre e proteine che ti manterranno sazio più a lungo. La chiave è concentrarsi su alimenti ricchi di nutrienti, puliti e naturali ed evitare calorie vuote come zucchero, grassi saturi e alimenti altamente trasformati. Ecco alcuni trucchi che mi hanno aiutato a mantenere il mio peso seguendo la dieta vegana per anni. Mangio verdure come piatto principale; Consumo i grassi buoni con moderazione – un grasso buono come l'olio d'oliva non fa ingrassare; Faccio attività fisica regolarmente e cucino a casa. Apprezzare! Prova a sostituire questi alimenti con alternative ricche di fibre e proteine che ti manterranno sazio più a lungo. La chiave è concentrarsi su alimenti ricchi di nutrienti, puliti e naturali ed evitare calorie vuote come lo zucchero, grassi saturi e alimenti altamente trasformati. Ecco alcuni trucchi che mi hanno aiutato a mantenere il mio peso seguendo la dieta vegana per anni. Mangio le verdure come piatto principale; Consumo i grassi buoni con moderazione – un grasso buono come l'olio d'oliva non fa ingrassare; Faccio attività fisica regolarmente e cucino a casa. Apprezzare! Prova a sostituire questi alimenti con alternative ricche di fibre e proteine che ti manterranno sazio più a lungo. La chiave è concentrarsi su alimenti ricchi di nutrienti, puliti e naturali ed evitare calorie vuote come zucchero, grassi saturi e alimenti altamente trasformati. Ecco alcuni trucchi che mi hanno aiutato a mantenere il mio peso seguendo la dieta vegana per anni. Mangio le verdure come piatto principale; Consumo i grassi buoni con moderazione – un grasso buono come l'olio d'oliva non fa ingrassare; Faccio attività fisica regolarmente e cucino a casa. Apprezzare! Consumo i grassi buoni con moderazione – un grasso buono come l'olio d'oliva non fa ingrassare; Faccio attività fisica regolarmente e cucino a casa. Apprezzare! Consumo i grassi buoni con moderazione – un grasso buono come l'olio d'oliva non fa ingrassare; Faccio attività fisica regolarmente e cucino a casa. Apprezzare!

RISO E CEREALI

Riso classico all'aglio

(Pronto in circa 20 minuti | Per 4 persone)

Per porzione: Calorie: 422; Grassi: 15,1 g; Carboidrati: 61,1 g; Proteine: 9,3 g

ingredienti

4 cucchiai di olio d'oliva

4 spicchi d'aglio, tritati

1 tazza e ½ di riso bianco

2 tazze e ½ di brodo vegetale

Istruzioni

In una padella, scaldare l'olio d'oliva a fuoco moderato. Aggiungere l'aglio e far rosolare per circa 1 minuto o finché non diventa aromatico.

Aggiungere il riso e il brodo. Portare ad ebollizione; Portare immediatamente il fuoco a ebollizione delicata.

Cuocere per circa 15 minuti o finché tutto il liquido non sarà stato assorbito. Sgranare il riso con una forchetta, aggiustare di sale e pepe e servire caldo!

Riso integrale con verdure e tofu

(Pronto in circa 45 minuti | Per 4 persone)

Per porzione: Calorie: 410; Grassi: 13,2 g; Carboidrati: 60 g; Proteine: 14,3 g

ingredienti

4 cucchiaini di semi di sesamo

2 gambi d'aglio primaverile, tritati

1 tazza di erba cipollina, tritata

1 carota, mondata e affettata

1 costola di sedano, a fette

1/4 bicchiere di vino bianco secco

10 once di tofu, a cubetti

1 tazza e ½ di riso integrale a grani lunghi, ben lavato

2 cucchiai di salsa di soia

2 cucchiai di tahina

1 cucchiaio di succo di limone

Istruzioni

In un wok o in una pentola capiente, scalda 2 cucchiaini di olio di sesamo a fuoco medio-alto. Ora fate cuocere l'aglio, la cipolla, la carota e il sedano per circa 3 minuti, mescolando di tanto in tanto per garantire una cottura uniforme.

Aggiungere il vino per sfumare la padella e spingere le verdure su un lato del wok. Aggiungere l'olio di sesamo rimasto e friggere il tofu per 8 minuti, mescolando di tanto in tanto.

Portare a ebollizione 2 tazze e ½ d'acqua a fuoco medio-alto. Portare a ebollizione e cuocere il riso per circa 30 minuti o finché sarà tenero; Sgranare il riso e aggiungere la salsa di soia e il tahini.

Mescolare le verdure e il tofu con il riso caldo; aggiungete qualche filo di succo di limone fresco e servite caldo. Godere!

Porridge base di amaranto

(Pronto in circa 35 minuti | Per 4 persone)

Per porzione: Calorie: 261; Grassi: 4,4 g; Carboidrati: 49 g; Proteine: 7,3 g

ingredienti

3 tazze d'acqua

1 tazza di amaranto

1/2 tazza di latte di cocco

4 cucchiai di sciroppo d'agave

Un pizzico di sale kosher

Un pizzico di noce moscata grattugiata

Istruzioni

Portare l'acqua a ebollizione a fuoco medio-alto; aggiungere l'amaranto e portare a ebollizione.

Lasciate cuocere per circa 30 minuti, mescolando di tanto in tanto per evitare che l'amaranto si attacchi al fondo della padella.

Mescolare gli ingredienti rimanenti e continuare a cuocere per altri 1 o 2 minuti fino a cottura ultimata. Godere!

. Pane Di Mais Con Spinaci

(Pronto in circa 50 minuti | Per 8 persone)

Per porzione: Calorie: 282; Grassi: 15,4 g; Carboidrati: 30g; Proteine: 4,6 g

ingredienti

1 cucchiaio di farina di semi di lino

1 tazza di farina di frumento

1 tazza di farina di mais gialla

1/2 cucchiaino di bicarbonato di sodio

1/2 cucchiaino di lievito in polvere

1 cucchiaino di sale kosher

1 cucchiaino di zucchero di canna

Un pizzico di noce moscata grattugiata

1 tazza e ¼ di latte d'avena, non zuccherato

1 cucchiaino di aceto bianco

1/2 tazza di olio d'oliva

2 tazze di spinaci, tagliati a pezzi

Istruzioni

Inizia preriscaldando il forno a 420 gradi F. Ora, spruzza una teglia con spray da cucina antiaderente.

Per preparare le uova di lino, mescolare la farina di semi di lino con 3 cucchiai di acqua. Mescolare e lasciare riposare per circa 15 minuti.

In una ciotola mescolate bene la farina, la farina di mais, il bicarbonato, il lievito, il sale, lo zucchero e la noce moscata grattugiata.

Aggiungere gradualmente l'uovo di lino, il latte d'avena, l'aceto e l'olio d'oliva, mescolando continuamente per evitare grumi. Quindi incorporare gli spinaci.

Raschiare l'impasto nella padella preparata. Cuocere il pane di mais per circa 25 minuti o fino a quando un tester inserito al centro esce asciutto e pulito.

Lasciare riposare per circa 10 minuti prima di affettare e servire. Godere!

Budino di riso con uvetta

(Pronto in circa 45 minuti | Per 4 persone)

Per porzione: Calorie: 423; Grassi: 5,3 g; Carboidrati: 85 g; Proteine: 8,8 g

ingredienti

1 tazza e ½ di acqua

1 tazza di riso bianco

2 tazze e ½ di latte d'avena, divise

1/2 tazza di zucchero bianco

Un po' di sale

Un pizzico di noce moscata grattugiata

1 cucchiaino di cannella in polvere

1/2 cucchiaino di estratto di vaniglia

1/2 tazza di ribes essiccato

Istruzioni

In una casseruola, portare l'acqua a ebollizione a fuoco medio-alto. Accendete subito la fiamma, aggiungete il riso e fate cuocere per circa 20 minuti.

Aggiungete il latte, lo zucchero e le spezie e continuate la cottura per altri 20 minuti, mescolando continuamente per evitare che il riso si attacchi alla padella.

Completare con il ribes secco e servire a temperatura ambiente. Godere!

Porridge di mais con uva sultanina

(Pronto in circa 25 minuti | Per 3 persone)

Per porzione: Calorie: 353; Grassi: 5,5 g; Carboidrati: 65,2 g; Proteine: 9,8 g

ingredienti

1 tazza d'acqua

1 tazza di latte di cocco

1 tazza di mais, lavato

1/4 cucchiaino di noce moscata grattugiata

1/4 cucchiaino di cannella in polvere

1 cucchiaino di pasta di vaniglia

1/4 cucchiaino di sale kosher

2 cucchiai di sciroppo d'agave

4 cucchiai di uvetta sultanina

Istruzioni

Mettete in un pentolino l'acqua, il latte, il miglio, la noce moscata, la cannella, la vaniglia e il sale; portare ad ebollizione.

Accendete il fuoco a bollore e lasciate cuocere per circa 20 minuti; sgranare il mais con una forchetta e distribuirlo in ciotole individuali.

Servire con sciroppo d'agave e uva sultanina. Godere!

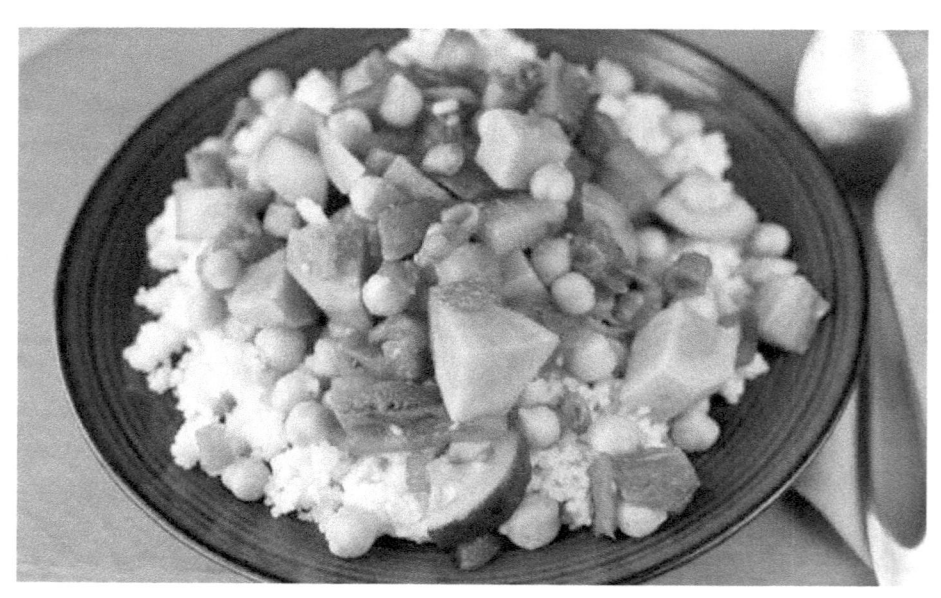

Porridge di quinoa con fichi secchi

(Pronto in circa 25 minuti | Per 3 persone)

Per porzione: Calorie: 414; Grassi: 9 g; Carboidrati: 71,2 g; Proteine: 13,8 g

ingredienti

1 tazza di quinoa bianca, lavata

2 tazze di latte di mandorle

4 cucchiai di zucchero di canna

Un po' di sale

1/4 cucchiaino di noce moscata grattugiata

1/2 cucchiaino di cannella in polvere

1/2 cucchiaino di estratto di vaniglia

1/2 tazza di fichi secchi, tritati

Istruzioni

Mettete in una padella la quinoa, il latte di mandorle, lo zucchero, il sale, la noce moscata, la cannella e l'estratto di vaniglia.

Portare a ebollizione a fuoco medio-alto. Accendete il fuoco a bollore e lasciate cuocere per circa 20 minuti; sgranare con una forchetta.

Dividere in tre ciotole e guarnire con fichi secchi. Godere!

Budino di pane con uvetta

(Pronto in circa 1 ora | Per 4 persone)

Per porzione: Calorie: 474; Grassi: 12,2 g; Carboidrati: 72 g; Proteine: 14,4 g

ingredienti

4 tazze di pane raffermo di un giorno, a cubetti

1 tazza di zucchero di canna

4 tazze di latte di cocco

1/2 cucchiaino di estratto di vaniglia

1 cucchiaino di cannella in polvere

2 cucchiai di rum

1/2 tazza di uvetta

Istruzioni

Inizia preriscaldando il forno a 360 gradi F. Ungere leggermente una casseruola con spray da cucina antiaderente.

Disporre il pane a cubetti sulla teglia preparata.

In una ciotola mescolare bene lo zucchero, il latte, la vaniglia, la cannella, il rum e l'uvetta. Versare uniformemente la crema sui cubetti di pane.

Lasciarlo in ammollo per circa 15 minuti.

Cuocere nel forno preriscaldato per circa 45 minuti o fino a quando la superficie sarà dorata e compatta. Godere!

Insalata di grano saraceno

(Pronto in circa 25 minuti | Per 4 persone)

Per porzione: Calorie: 359; Grassi: 15,5 g; Carboidrati: 48,1 g; Proteine: 10,1 g

ingredienti

1 tazza di bulgur

1 tazza e ½ di brodo vegetale

1 cucchiaino di sale marino

1 cucchiaino di zenzero fresco, tritato

4 cucchiai di olio d'oliva

1 cipolla tritata

8 once di ceci in scatola, scolati

2 peperoni grandi arrostiti, affettati

2 cucchiai di prezzemolo fresco, tritato grossolanamente

Istruzioni

In una pentola profonda portate a bollore il bulgur e il brodo vegetale; lasciate cuocere, coperto, per 12-13 minuti.

Lasciare riposare per circa 10 minuti e sgranare con una forchetta.

Aggiungi gli ingredienti rimanenti al bulgur cotto; Servire a temperatura ambiente o ben freddo. Godere!

Porridge di segale con guarnizione di mirtilli

(Pronto in circa 15 minuti | Per 3 persone)

Per porzione: Calorie: 359; Grassi: 11 g; Carboidrati: 56,1 g; Proteine: 12,1 g

ingredienti

1 tazza di fiocchi di segale

1 tazza d'acqua

1 tazza di latte di cocco

1 tazza di mirtilli freschi

1 cucchiaio di olio di cocco

6 datteri snocciolati

Istruzioni

Aggiungi i fiocchi di segale, l'acqua e il latte di cocco in una padella profonda; posizionare a fuoco medio-alto. Accendete il fuoco a ebollizione e lasciate cuocere per 5-6 minuti.

In un frullatore o in un robot da cucina, frullare i mirtilli con l'olio di cocco e i datteri.

Disporre in tre ciotole e decorare con topping ai mirtilli.

Godere!

Porridge di sorgo al cocco

(Pronto in circa 15 minuti | Per 2 persone)

Per porzione: Calorie: 289; Grassi: 5,1 g; Carboidrati: 57,8 g; Proteine: 7,3 g

ingredienti

1/2 tazza di sorgo

1 tazza d'acqua

1/2 tazza di latte di cocco

1/4 cucchiaino di noce moscata grattugiata

1/4 cucchiaino di chiodi di garofano macinati

1/2 cucchiaino di cannella in polvere

Sale kosher, a piacere

2 cucchiai di sciroppo d'agave

2 cucchiai di scaglie di cocco

Istruzioni

Metti il sorgo, l'acqua, il latte, la noce moscata, i chiodi di garofano, la cannella e il sale kosher in una casseruola; fate sobbollire dolcemente per circa 15 minuti.

Versare il porridge nelle ciotole da portata. Completare con sciroppo d'agave e scaglie di cocco. Godere!

Riso aromatico di papà

(Pronto in circa 20 minuti | Per 4 persone)

Per porzione: Calorie: 384; Grassi: 11,4 g; Carboidrati: 60,4 g; Proteine: 8,3 g

ingredienti

3 cucchiai di olio d'oliva

1 cucchiaino di aglio, tritato

1 cucchiaino di origano secco

1 cucchiaino di rosmarino essiccato

1 foglia di alloro

1 tazza e ½ di riso bianco

2 tazze e ½ di brodo vegetale

Sale marino e pepe di cayenna a piacere

Istruzioni

In una padella, scaldare l'olio d'oliva a fuoco moderato. Aggiungere l'aglio, l'origano, il rosmarino e l'alloro; rosolare per circa 1 minuto o finché non diventa aromatico.

Aggiungere il riso e il brodo. Portare ad ebollizione; Portare immediatamente il fuoco a ebollizione delicata.

Cuocere per circa 15 minuti o finché tutto il liquido non sarà stato assorbito. Sgranare il riso con una forchetta, aggiustare di sale e pepe e servire subito.

Godere!

Cereali salati ogni giorno

(Pronto in circa 35 minuti | Per 4 persone)

Per porzione: Calorie: 238; Grassi: 6,5 g; Carboidrati: 38,7 g; Proteine: 3,7 g

ingredienti

2 cucchiai di burro vegano

1 cipolla dolce, tritata

1 cucchiaino di aglio, tritato

4 tazze d'acqua

1 tazza di cereali macinati a pietra

Sale marino e pepe di cayenna a piacere

Istruzioni

In una casseruola, sciogliere il burro vegano a fuoco medio-alto. Quando è caldo, cuocere la cipolla per circa 3 minuti o fino a quando sarà morbida.

Aggiungere l'aglio e continuare a rosolare per altri 30 secondi o finché non diventa aromatico; prenotazione.

Portare l'acqua a ebollizione a fuoco moderatamente alto. Mescolare i cereali, sale e pepe. Accendete il fuoco, coprite e continuate la cottura per circa 30 minuti o fino a cottura ultimata.

Aggiungere il composto brasato e servire caldo. Godere!

Insalata d'orzo alla greca

(Pronto in circa 35 minuti | Per 4 persone)

Per porzione: Calorie: 378; Grassi: 15,6 g; Carboidrati: 50 g; Proteine: 10,7 g

ingredienti

1 tazza di orzo

2 tazze e ¾ di brodo vegetale

2 cucchiai di aceto di mele

4 cucchiai di olio extra vergine di oliva

2 peperoni senza semi e tritati

1 scalogno, tritato

2 once di pomodori secchi sott'olio, tritati

1/2 olive verdi, snocciolate e affettate

2 cucchiai di coriandolo fresco, tritato grossolanamente

Istruzioni

Portare a ebollizione l'orzo e il brodo a fuoco medio-alto; Ora accendi il fuoco e fai bollire.

Continuare a cuocere a fuoco lento per circa 30 minuti finché tutto il liquido non sarà stato assorbito; sgranare con una forchetta.

Mescolare l'orzo con l'aceto, l'olio d'oliva, il pepe, l'erba cipollina, i pomodori secchi e le olive; giocare per abbinare bene.

Guarnire con coriandolo fresco e servire a temperatura ambiente o refrigerato. Apprezzare!

Porridge di farina di mais dolce facile

(Pronto in circa 15 minuti | Per 2 persone)

Per porzione: Calorie: 278; Grassi: 12,7 g; Carboidrati: 37,2 g; Proteine: 3 g

ingredienti

- 2 tazze d'acqua
- 1/2 tazza di farina di mais
- 1/4 cucchiaino di pimento macinato
- 1/4 cucchiaino di sale
- 2 cucchiai di zucchero di canna
- 2 cucchiai di burro di mandorle

Istruzioni

In una pentola fate bollire l'acqua; quindi aggiungere gradualmente la farina di mais e portare a ebollizione.

Aggiungi pimento e sale. Lascia cuocere per 10 minuti.

Aggiungere lo zucchero di canna e il burro di mandorle e mescolare delicatamente per unire. Godere!

Muffin di mais della mamma

(Pronto in circa 20 minuti | Per 8 persone)

Per porzione: Calorie: 367; Grassi: 15,9 g; Carboidrati: 53,7 g; Proteine: 6,5 g

ingredienti

2 tazze di farina integrale

1/2 tazza di mais

2 cucchiaini di lievito

1/2 cucchiaino di sale

1 tazza di latte di cocco

1/2 tazza di olio di cocco, sciolto

1/2 tazza di nettare di agave

1/2 cucchiaino di cannella in polvere

1/4 cucchiaino di chiodi di garofano macinati

Un pizzico di noce moscata grattugiata

1/2 tazza di albicocche secche, tritate

Istruzioni

Inizia preriscaldando il forno a 400 gradi F. Ungere leggermente una teglia per muffin con olio antiaderente.

In una ciotola mescolare tutti gli ingredienti secchi. In una ciotola separata, unisci gli ingredienti bagnati. Mescolare la miscela di latte nella miscela di farina; mescolare fino a quando non sarà uniformemente umido e non mescolare eccessivamente l'impasto.

Incorporate le albicocche e versate l'impasto nei pirottini per muffin già preparati.

Cuocere i muffin nel forno preriscaldato per circa 15 minuti, o fino a quando uno strumento inserito al centro del muffin esce asciutto e pulito.

Lasciare riposare per 10 minuti su una gratella prima di sformare e servire. Apprezzare!

Riso integrale allo zenzero

(Pronto in circa 30 minuti | Per 4 persone)

Per porzione: Calorie: 318; Grassi: 8,8 g; Carboidrati: 53,4 g; Proteine: 5,6 g

ingredienti

1 tazza e ½ di riso integrale, lavato

2 cucchiai di olio d'oliva

1 cucchiaino di aglio, tritato

1 pezzo di zenzero (1 pollice), sbucciato e tritato

1/2 cucchiaino di semi di cumino

Sale marino e pepe nero macinato a piacere

Istruzioni

Metti il riso integrale in una casseruola e coprilo con acqua fredda per 2 pollici. Portare ad ebollizione.

Accendete il fuoco e continuate la cottura per circa 30 minuti o finché saranno teneri.

In una padella, scaldare l'olio d'oliva a fuoco medio-alto. Una volta caldo, cuocere l'aglio, lo zenzero e i semi di cumino finché non diventano aromatici.

Mescolare la miscela di aglio / zenzero nel riso caldo; aggiustare di sale e pepe e servire subito. Godere!

Farina d'avena dolce "Grits"

(Pronto in circa 20 minuti | Per 4 persone)

Per porzione: Calorie: 380; Grassi: 11,1 g; Carboidrati: 59 g; Proteine: 14,4 g

ingredienti

1 tazza e ½ di avena tagliata in acciaio, lasciata in ammollo per una notte

1 tazza di latte di mandorle

2 tazze d'acqua

Un pizzico di noce moscata grattugiata

Un pizzico di chiodi di garofano macinati

Un pizzico di sale marino

4 cucchiai di mandorle in scaglie

6 datteri snocciolati e tritati

6 prugne secche tritate

Istruzioni

In una pentola profonda, portare a ebollizione l'avena tagliata in acciaio, il latte di mandorle e l'acqua.

Aggiungere la noce moscata, i chiodi di garofano e il sale. Accendete immediatamente la fiamma, coprite e continuate la cottura per circa 15 minuti o finché non si sarà ammorbidita.

Mettete poi i chicchi in quattro ciotole; ricopriteli con mandorle, datteri e prugne.

Godere!

Ciotola Freekeh con fichi secchi

(Pronto in circa 35 minuti | Per 2 persone)

Per porzione: Calorie: 458; Grassi: 6,8 g; Carboidrati: 90 g; Proteine: 12,4 g

ingredienti

1/2 tazza di freekeh, ammollato per 30 minuti, scolato

1 1/3 tazze di latte di mandorle

1/4 cucchiaino di sale marino

1/4 cucchiaino di chiodi di garofano macinati

1/4 cucchiaino di cannella in polvere

4 cucchiai di sciroppo d'agave

2 once di fichi secchi, tritati

Istruzioni

Metti il freekeh, il latte, il sale marino, i chiodi di garofano macinati e la cannella in una casseruola. Portare a ebollizione a fuoco medio-alto.

Accendete immediatamente il fuoco e lasciate cuocere per 30-35 minuti, mescolando di tanto in tanto per favorire una cottura uniforme.

Aggiungere lo sciroppo d'agave e i fichi. Versare il porridge in ciotole individuali e servire. Godere!

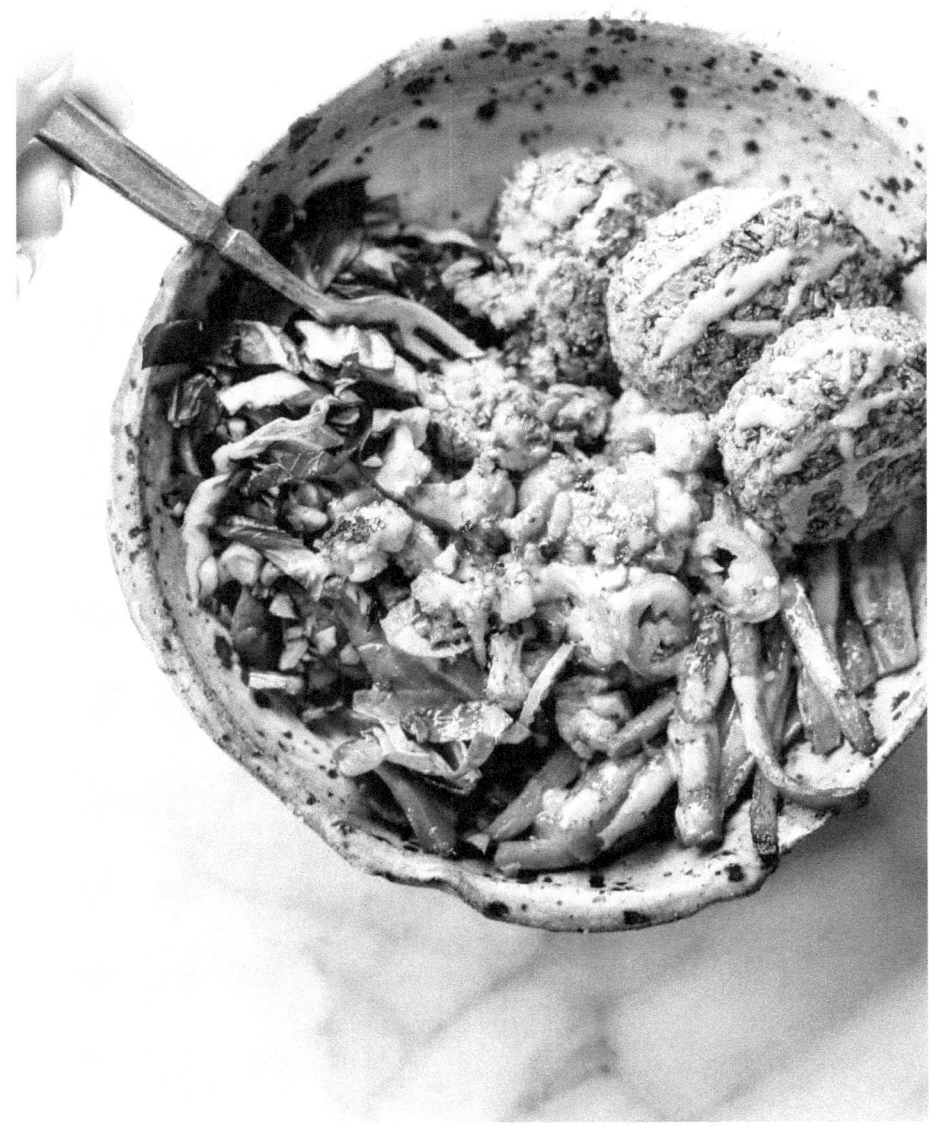

Porridge di mais con sciroppo d'acero

(Pronto in circa 20 minuti | Per 4 persone)

Per porzione: Calorie: 328; Grassi: 4,8 g; Carboidrati: 63,4 g; Proteine: 6,6 g

ingredienti

2 tazze d'acqua

2 tazze di latte di mandorle

1 bastoncino di cannella

1 baccello di vaniglia

1 tazza di farina di mais gialla

1/2 tazza di sciroppo d'acero

Istruzioni

In una pentola fate bollire l'acqua e il latte di mandorle. Aggiungere la stecca di cannella e il baccello di vaniglia.

Aggiungere poco a poco la maizena, mescolando continuamente; accendere il fuoco per far bollire. Lasciare bollire per circa 15 minuti.

Versare lo sciroppo d'acero sul porridge e servire caldo. Apprezzare!

Riso alla mediterranea

(Pronto in circa 20 minuti | Per 4 persone)

Per porzione: Calorie: 403; Grassi: 12 g; Carboidrati: 64,1 g; Proteine: 8,3 g

ingredienti

3 cucchiai di burro vegano, a temperatura ambiente

4 cucchiai di erba cipollina, tritata

2 spicchi d'aglio, tritati

1 foglia di alloro

1 rametto di timo, tritato

1 rametto di rosmarino, tritato

1 tazza e ½ di riso bianco

2 tazze di brodo vegetale

1 pomodoro grande, frullato

Sale marino e pepe nero macinato a piacere

2 once di olive Kalamata, snocciolate e affettate

Istruzioni

In una casseruola, sciogliere il burro vegano a fuoco moderato. Cuocere i cipollotti per circa 2 minuti o fino a quando saranno morbidi.

Aggiungere l'aglio, l'alloro, il timo e il rosmarino e continuare a rosolare per circa 1 minuto o finché non diventa aromatico.

Aggiungere il riso, il brodo e la passata di pomodoro. Portare ad ebollizione; Portare immediatamente il fuoco a ebollizione delicata.

Cuocere per circa 15 minuti o finché tutto il liquido non sarà stato assorbito. Sgranare il riso con una forchetta, aggiustare di sale e pepe e guarnire con le olive; servire immediatamente.

Godere!

Pancake al bulgur con un tocco in più

(Pronto in circa 50 minuti | Per 4 persone)

Per porzione: Calorie: 414; Grassi: 21,8 g; Carboidrati: 51,8 g; Proteine: 6,5 g

ingredienti

1/2 tazza di farina di grano bulgur

1/2 tazza di farina di mandorle

1 cucchiaino di bicarbonato di sodio

1/2 cucchiaino di sale marino fino

1 tazza di latte di cocco intero

1/2 cucchiaino di cannella in polvere

1/4 cucchiaino di chiodi di garofano macinati

4 cucchiai di olio di cocco

1/2 tazza di sciroppo d'acero

1 banana grande tagliata a fette

Istruzioni

In una ciotola mescolare bene la farina, il bicarbonato, il sale, il latte di cocco, la cannella e i chiodi di garofano macinati; lasciare riposare per 30 minuti affinché si assorba bene.

Scaldare una piccola quantità di olio di cocco in una padella.

Friggere le frittelle fino a quando la superficie sarà dorata. Decorare con sciroppo d'acero e banana. Godere!

Porridge di segale al cioccolato

(Pronto in circa 10 minuti | Per 4 persone)

Per porzione: Calorie: 460; Grassi: 13,1 g; Carboidrati: 72,2 g; Proteine: 15 g

ingredienti

- 2 tazze di fiocchi di segale
- 2 tazze e ½ di latte di mandorle
- 2 once di prugne secche, tritate
- 2 once di gocce di cioccolato fondente

Istruzioni

Aggiungi i fiocchi di segale e il latte di mandorle in una padella profonda; posizionare a fuoco medio-alto. Accendete il fuoco a ebollizione e lasciate cuocere per 5-6 minuti.

Togliere dal fuoco. Aggiungere le prugne tritate e i pezzetti di cioccolato, mescolare delicatamente per amalgamare.

Versare nelle ciotole e servire caldo.

Godere!

Autentico pasto Mielie africano

(Pronto in circa 15 minuti | Per 4 persone)

Per porzione: Calorie: 336; Grassi: 15,1 g; Carboidrati: 47,9 g; Proteine: 4,1 g

ingredienti

3 tazze d'acqua

1 tazza di latte di cocco

1 tazza di farina di mais

1/3 cucchiaino di sale kosher

1/4 cucchiaino di noce moscata grattugiata

1/4 cucchiaino di chiodi di garofano macinati

4 cucchiai di sciroppo d'acero

Istruzioni

In una pentola fate bollire l'acqua e il latte; quindi aggiungere gradualmente la farina di mais e portare a ebollizione.

Aggiungere il sale, la noce moscata e i chiodi di garofano. Lascia cuocere per 10 minuti.

Aggiungere lo sciroppo d'acero e mescolare delicatamente per unire. Godere!

Porridge di teff con fichi secchi

(Pronto in circa 25 minuti | Per 4 persone)

Per porzione: Calorie: 356; Grassi: 12,1 g; Carboidrati: 56,5 g; Proteine: 6,8 g

ingredienti

1 tazza di teff intero

1 tazza d'acqua

2 tazze di latte di cocco

2 cucchiai di olio di cocco

1/2 cucchiaino di cardamomo macinato

1/4 cucchiaino di cannella in polvere

4 cucchiai di sciroppo d'agave

7-8 fichi secchi, tritati

Istruzioni

Portare a ebollizione tutto il teff, l'acqua e il latte di cocco.

Spegnere il fuoco e aggiungere l'olio di cocco, il cardamomo e la cannella.

Lasciare cuocere per 20 minuti o fino a quando i cereali si ammorbidiscono e il porridge si addensa. Aggiungere lo sciroppo d'agave e mescolare per amalgamare bene.

Ricoprire ogni ciotola con i fichi tritati e servire caldo. Godere!

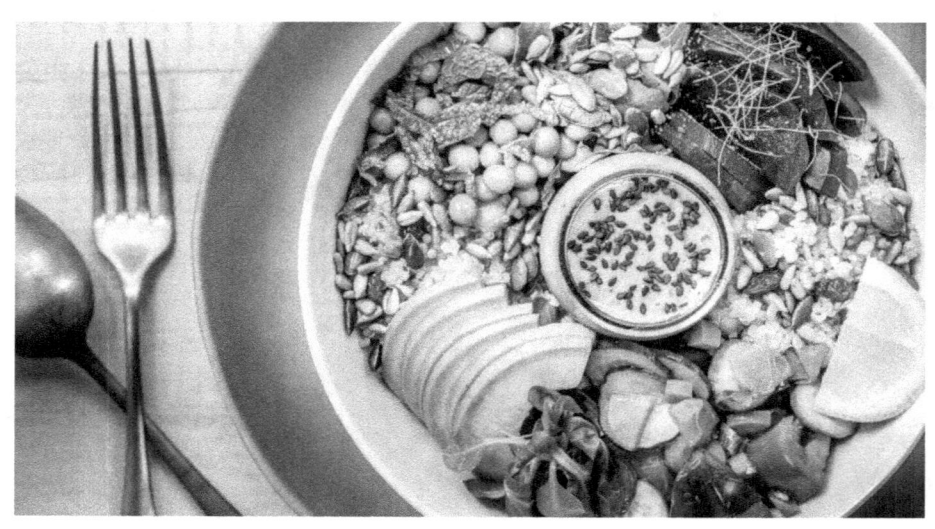

Budino di pane decadente con albicocche

(Pronto in circa 1 ora | Per 4 persone)

Per porzione: Calorie: 418; Grassi: 18,8 g; Carboidrati: 56,9 g; Proteine: 7,3 g

ingredienti

4 tazze di pane ciabatta raffermo di un giorno, tagliato a cubetti

4 cucchiai di olio di cocco, sciolto

2 tazze di latte di cocco

1/2 tazza di zucchero di cocco

4 cucchiai di mela

1/4 cucchiaino di chiodi di garofano macinati

1/2 cucchiaino di cannella in polvere

1 cucchiaino di estratto di vaniglia

1/3 di tazza di albicocche secche, tagliate a cubetti

Istruzioni

Inizia preriscaldando il forno a 360 gradi F. Ungere leggermente una casseruola con spray da cucina antiaderente.

Disporre il pane a cubetti sulla teglia preparata.

In una ciotola, sbatti insieme l'olio di cocco, il latte, lo zucchero di cocco, la salsa di mele, i chiodi di garofano macinati, la cannella in polvere e la vaniglia. Versare uniformemente la crema sui cubetti di pane; piegare le albicocche.

Pressare con una spatola larga e lasciare in ammollo per circa 15 minuti.

Cuocere nel forno preriscaldato per circa 45 minuti o fino a quando la superficie sarà dorata e compatta. Godere!

Riso al coriandolo Chipotle

(Pronto in circa 25 minuti | Per 4 persone)

Per porzione: Calorie: 313; Grassi: 15 g; Carboidrati: 37,1 g; Proteine: 5,7 g

ingredienti

4 cucchiai di olio d'oliva

1 peperoncino chipotle, senza semi e tritato

1 tazza di riso al gelsomino

1 tazza e ½ di brodo vegetale

1/4 tazza di coriandolo fresco, tritato

Sale marino e pepe di cayenna a piacere

Istruzioni

In una padella, scaldare l'olio d'oliva a fuoco moderato. Aggiungere il pepe e il riso e cuocere per circa 3 minuti o finché non diventano aromatici.

Versate nella padella il brodo vegetale e portate a bollore; Portare immediatamente il fuoco a ebollizione delicata.

Cuocere per circa 18 minuti o fino a quando tutto il liquido sarà stato assorbito. Sgranare il riso con una forchetta, aggiungere il coriandolo, il sale e il pepe di cayenna; mescolare per amalgamare bene. Godere!

Porridge d'Avena con Mandorle

(Pronto in circa 20 minuti | Per 2 persone)

Per porzione: Calorie: 533; Grassi: 13,7 g; Carboidrati: 85 g; Proteine: 21,6 g

ingredienti

1 tazza d'acqua

2 tazze di latte di mandorle, divise

1 tazza di fiocchi d'avena

2 cucchiai di zucchero di cocco

1/2 essenza di vaniglia

1/4 cucchiaino di cardamomo

1/2 tazza di mandorle, tritate

1 banana, a fette

Istruzioni

In una pentola profonda portate a bollore velocemente l'acqua e il latte. Aggiungere l'avena, coprire la padella e accendere il fuoco medio.

Aggiungere lo zucchero di cocco, la vaniglia e il cardamomo. Continuare la cottura per circa 12 minuti, mescolando di tanto in tanto.

Versare il composto in ciotole da portata; guarnire con mandorle e banana. Godere!

Ciotola di miglio aromatica

(Pronto in circa 20 minuti | Per 3 persone)

Per porzione: Calorie: 363; Grassi: 6,7 g; Carboidrati: 63,5 g; Proteine: 11,6 g

ingredienti

1 tazza d'acqua

1 tazza e ½ di latte di cocco

1 tazza di mais, lavato e scolato

1/4 cucchiaino di zenzero cristallizzato

1/4 cucchiaino di cannella in polvere

Un pizzico di noce moscata grattugiata

Un pizzico di sale dell'Himalaya

2 cucchiai di sciroppo d'acero

Istruzioni

Mettete in una padella l'acqua, il latte, il miglio, lo zenzero candito, la cannella, la noce moscata e il sale; portare ad ebollizione.

Accendete il fuoco a bollore e lasciate cuocere per circa 20 minuti; sgranare il mais con una forchetta e distribuirlo in ciotole individuali.

Servire con sciroppo d'acero. Godere!

Ciotola Harissa Bulgur

(Pronto in circa 25 minuti | Per 4 persone)

Per porzione: Calorie: 353; Grassi: 15,5 g; Carboidrati: 48,5 g; Proteine: 8,4 g

ingredienti

1 tazza di bulgur

1 tazza e ½ di brodo vegetale

2 tazze di chicchi di mais dolce, scongelati

1 tazza di fagioli in scatola, scolati

1 cipolla rossa, affettata sottilmente

1 spicchio d'aglio, tritato

Sale marino e pepe nero macinato a piacere

1/4 tazza di pasta di harissa

1 cucchiaio di succo di limone

1 cucchiaio di aceto bianco

1/4 tazza di olio extra vergine di oliva

1/4 tazza di foglie di prezzemolo fresco, tritate grossolanamente

Istruzioni

In una pentola profonda portate a bollore il bulgur e il brodo vegetale; lasciate cuocere, coperto, per 12-13 minuti.

Lasciate riposare dai 5 ai 10 minuti e sgranate il bulgur con una forchetta.

Aggiungi gli ingredienti rimanenti al bulgur cotto; Servire caldo oa temperatura ambiente. Godere!

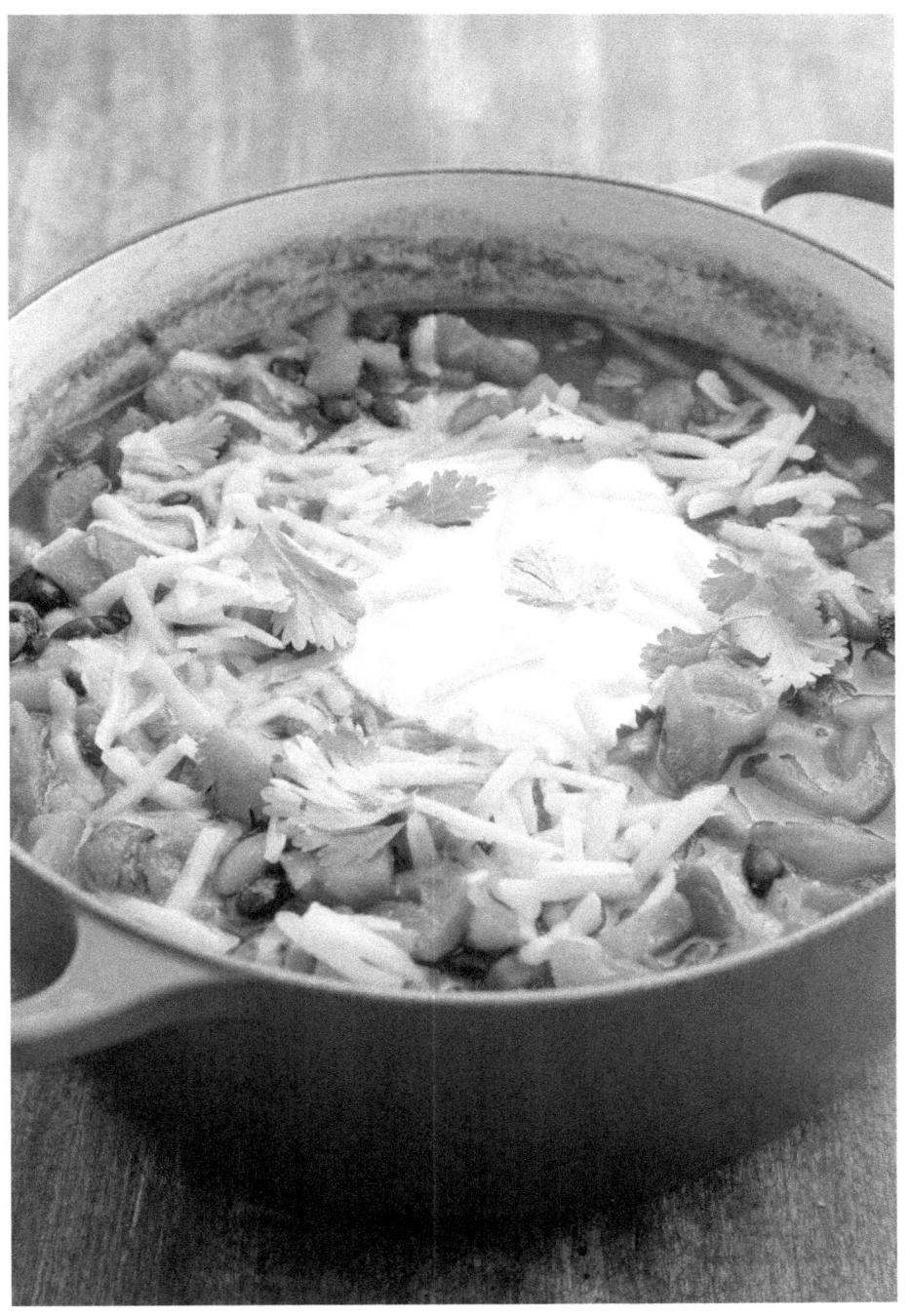

Budino di quinoa al cocco

(Pronto in circa 20 minuti | Per 3 persone)

Per porzione: Calorie: 391; Grassi: 10,6 g; Carboidrati: 65,2 g; Proteine: 11,1 g

ingredienti

1 tazza d'acqua

1 tazza di latte di cocco

1 tazza di quinoa

Un pizzico di sale kosher

Un pizzico di pimento

1/2 cucchiaino di cannella

1/2 cucchiaino di estratto di vaniglia

4 cucchiai di sciroppo d'agave

1/2 tazza di scaglie di cocco

Istruzioni

Mettere in una casseruola l'acqua, il latte di cocco, la quinoa, il sale, il pimento macinato, la cannella e l'estratto di vaniglia.

Portare a ebollizione a fuoco medio-alto. Accendete il fuoco a bollore e lasciate cuocere per circa 20 minuti; sgranare con una forchetta e aggiungere lo sciroppo d'agave.

Dividere in tre ciotole e guarnire con scaglie di cocco. Godere!

Risotto ai funghi cremini

(Pronto in circa 20 minuti | Per 3 persone)

Per porzione: Calorie: 513; Grassi: 12,5 g; Carboidrati: 88 g; Proteine: 11,7 g

ingredienti

3 cucchiai di burro vegano

1 cucchiaino di aglio, tritato

1 cucchiaino di timo

1 libbra di funghi Cremini, affettati

1 tazza e ½ di riso bianco

2 tazze e ½ di brodo vegetale

1/4 tazza di vino sherry secco

Sale kosher e pepe nero macinato a piacere

3 cucchiai di erba cipollina fresca, tagliata a fettine sottili

Istruzioni

In una casseruola, sciogliere il burro vegano a fuoco moderato. Cuocere l'aglio e il timo per circa 1 minuto o finché non diventano aromatici.

Aggiungete i funghi e continuate a rosolare finché non rilasceranno il loro liquido, ovvero circa 3 minuti.

Aggiungere il riso, il brodo vegetale e lo sherry. Portare ad ebollizione; Portare immediatamente il fuoco a ebollizione delicata.

Cuocere per circa 15 minuti o finché tutto il liquido non sarà stato assorbito. Sgranare il riso con una forchetta, aggiustare di sale e pepe e guarnire con erba cipollina fresca.

Godere!

Risotto colorato con verdure

(Pronto in circa 35 minuti | Per 5 persone)

Per porzione: Calorie: 363; Grassi: 7,5 g; Carboidrati: 66,3 g; Proteine: 7,7 g

ingredienti

2 cucchiai di olio di sesamo

1 cipolla tritata

2 peperoni, tritati

1 manioca, tagliata e tritata

1 carota, mondata e tritata

1 tazza di cimette di broccoli

2 spicchi d'aglio, tritati finemente

1/2 cucchiaino di cumino macinato

2 tazze di riso integrale

Sale marino e pepe nero a piacere

1/2 cucchiaino di curcuma macinata

2 cucchiai di coriandolo fresco, tritato finemente

Istruzioni

Scaldare l'olio di sesamo in una padella a fuoco medio-alto.

Una volta caldo, cuocere la cipolla, il peperone, la pastinaca, la carota e i broccoli per circa 3 minuti finché non diventano aromatici.

Aggiungere l'aglio e il cumino macinato; continuare a cuocere per altri 30 secondi finché non diventa aromatico.

Metti il riso integrale in una casseruola e coprilo con acqua fredda per 2 pollici. Portare ad ebollizione. Accendete il fuoco e continuate la cottura per circa 30 minuti o finché saranno teneri.

Mescolare il riso nel composto di verdure; condire con sale, pepe nero e zafferano macinato; guarnire con coriandolo fresco e servire immediatamente. Godere!

Granelli di amaranto con noci

(Pronto in circa 35 minuti | Per 4 persone)

Per porzione: Calorie: 356; Grassi: 12 g; Carboidrati: 51,3 g; Proteine: 12,2 g

ingredienti

2 tazze d'acqua

2 tazze di latte di cocco

1 tazza di amaranto

1 bastoncino di cannella

1 baccello di vaniglia

4 cucchiai di sciroppo d'acero

4 cucchiai di noci, tritate

Istruzioni

Portare a ebollizione l'acqua e il latte di cocco a fuoco medio-alto; aggiungere l'amaranto, la cannella e la vaniglia e portare a ebollizione il fuoco.

Lasciate cuocere per circa 30 minuti, mescolando di tanto in tanto per evitare che l'amaranto si attacchi al fondo della padella.

Completare con sciroppo d'acero e noci. Godere!

Pilaf d'orzo con funghi selvatici

(Pronto in circa 45 minuti | Per 4 persone)

Per porzione: Calorie: 288; Grassi: 7,7 g; Carboidrati: 45,3 g; Proteine: 12,1 g

ingredienti

2 cucchiai di burro vegano

1 cipolla piccola, tritata

1 cucchiaino di aglio, tritato

1 peperoncino jalapeno, senza semi e tritato

1 libbra di funghi selvatici, affettati

1 tazza di orzo medio, lavato

2 tazze e ¾ di brodo vegetale

Istruzioni

Sciogliere il burro vegano in una padella a fuoco medio-alto.

Quando è caldo, cuocere la cipolla per circa 3 minuti fino a renderla morbida.

Aggiungere l'aglio, il peperoncino jalapeno, i funghi; continuare a rosolare per 2 minuti o fino a quando non diventa aromatico.

Aggiungete l'orzo e il brodo, coprite e continuate a cuocere a fuoco lento per circa 30 minuti. Una volta assorbito tutto il liquido, lasciate riposare l'orzo per circa 10 minuti e sgranatelo con una forchetta.

Assaggia e aggiusta i condimenti. Godere!

Muffin dolci di pane di mais

(Pronto in circa 30 minuti | Per 8 persone)

Per porzione: Calorie: 311; Grassi: 13,7 g; Carboidrati: 42,3 g; Proteine: 4,5 g

ingredienti

1 tazza di farina di frumento

1 tazza di farina di mais gialla

1 cucchiaino di lievito

1 cucchiaino di bicarbonato di sodio

1 cucchiaino di sale kosher

1/2 tazza di zucchero

1/2 cucchiaino di cannella in polvere

1 1/2 tazze di latte di mandorle

1/2 tazza di burro vegano, fuso

2 cucchiai di mela

Istruzioni

Inizia preriscaldando il forno a 420 gradi F. Ora, spruzza una teglia per muffin con spray da cucina antiaderente.

In una ciotola mescolare bene la farina, la farina di mais, il bicarbonato, il lievito, il sale, lo zucchero e la cannella.

Aggiungere gradualmente il latte, il burro e la salsa di mele, mescolando continuamente per evitare la formazione di grumi.

Versare l'impasto nello stampo per muffin preparato. Cuocete i vostri muffin per circa 25 minuti o fino a quando un tester inserito al centro ne uscirà asciutto e pulito.

Trasferiteli su una gratella a riposare per 5 minuti prima di sformarli e servirli. Godere!

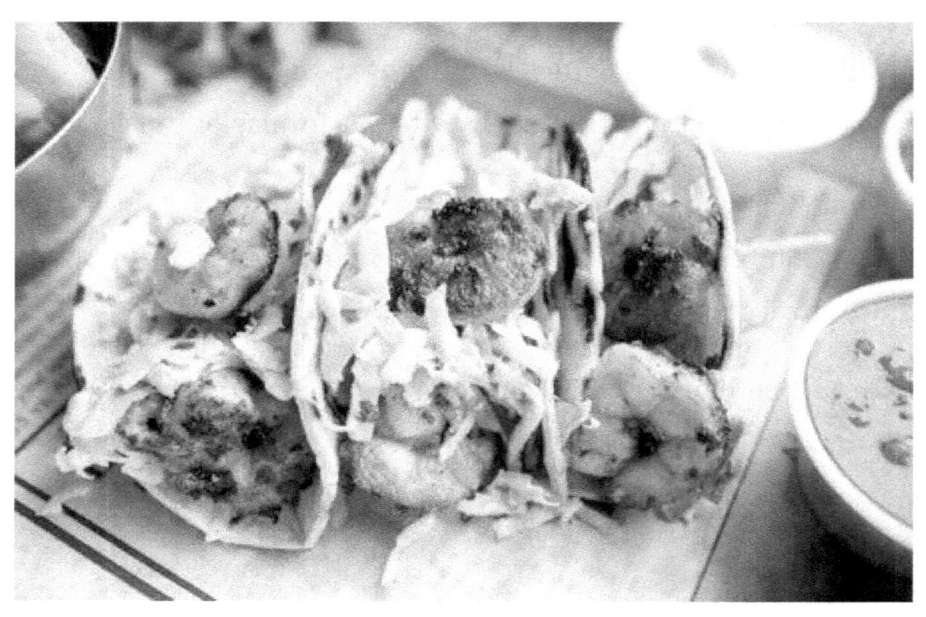

Budino Di Riso Aromatico Con Fichi Secchi

(Pronto in circa 45 minuti | Per 4 persone)

Per porzione: Calorie: 407; Grassi: 7,5 g; Carboidrati: 74,3 g; Proteine: 10,7 g

ingredienti

2 tazze d'acqua

1 tazza di riso bianco a grana media

3 tazze e ½ di latte di cocco

1/2 tazza di zucchero di cocco

1 bastoncino di cannella

1 baccello di vaniglia

1/2 tazza di fichi secchi, tritati

4 cucchiai di cocco grattugiato

Istruzioni

In una casseruola, portare l'acqua a ebollizione a fuoco medio-alto. Accendete subito la fiamma, aggiungete il riso e fate cuocere per circa 20 minuti.

Aggiungete il latte, lo zucchero e le spezie e continuate la cottura per altri 20 minuti, mescolando continuamente per evitare che il riso si attacchi alla padella.

Completare con fichi secchi e cocco; Servire il budino tiepido o a temperatura ambiente. Godere!

Potage alla quinoa

(Pronto in circa 25 minuti | Per 4 persone)

Per porzione: Calorie: 466; Grassi: 11,1 g; Carboidrati: 76g; Proteine: 16,1 g

ingredienti

2 cucchiai di olio d'oliva

1 cipolla tritata

4 patate medie, sbucciate e tagliate a cubetti

1 carota, mondata e tagliata a cubetti

1 manioca, mondata e tagliata a cubetti

1 peperoncino jalapeno, senza semi e tritato

4 tazze di brodo vegetale

1 tazza di quinoa

Sale marino e pepe bianco macinato a piacere

Istruzioni

In una padella dal fondo spesso, scaldare l'olio d'oliva a fuoco medio-alto. Soffriggere la cipolla, le patate, le carote, la pastinaca e il pepe per circa 5 minuti o fino a renderle morbide.

Aggiungere il brodo vegetale e la quinoa; portare ad ebollizione.

Accendete subito il fuoco e lasciate cuocere per circa 15 minuti o fino a quando la quinoa sarà tenera.

Condite con sale e pepe a piacere. Frullare il brodo con un frullatore ad immersione. Riscaldare la patata prima di servire e buon appetito!

Ciotola di sorgo con mandorle

(Pronto in circa 15 minuti | Per 4 persone)

Per porzione: Calorie: 384; Grassi: 14,7 g; Carboidrati: 54,6 g; Proteine: 13,9 g

ingredienti

1 tazza di sorgo

3 tazze di latte di mandorle

Un pizzico di sale marino

Un pizzico di noce moscata grattugiata

1/2 cucchiaino di cannella in polvere

1/4 cucchiaino di cardamomo macinato

1 cucchiaino di zenzero cristallizzato

4 cucchiai di zucchero di canna

4 cucchiai di mandorle in scaglie

Istruzioni

In una padella mettete il sorgo, il latte di mandorla, il sale, la noce moscata, la cannella, il cardamomo e lo zenzero candito; fate sobbollire dolcemente per circa 15 minuti.

Aggiungere lo zucchero di canna, mescolare e versare il porridge nelle ciotole da portata.

Completare con le mandorle e servire subito. Godere!

Muffin al bulgur con uvetta

(Pronto in circa 20 minuti | Per 6 persone)

Per porzione: Calorie: 306; Grassi: 12,1 g; Carboidrati: 44,6 g; Proteine: 6,1 g

ingredienti

1 tazza di bulgur, cotto

4 cucchiai di olio di cocco, sciolto

1 cucchiaino di lievito

1 cucchiaino di bicarbonato di sodio

2 cucchiai di uovo di lino

1 tazza e ¼ di farina di frumento

1/2 tazza di farina di cocco

1 tazza di latte di cocco

4 cucchiai di zucchero di canna

1/2 tazza di uvetta, confezionata

Istruzioni

Inizia preriscaldando il forno a 420 gradi F. Cospargi una teglia per muffin con un olio da cucina antiaderente.

Mescolare bene tutti gli ingredienti secchi. Aggiungere il bulgur cotto.

In un'altra ciotola, mescolare tutti gli ingredienti umidi; aggiungere la miscela bagnata alla miscela di bulgur; aggiungere l'uvetta.

Mescolare fino a quando tutto sarà ben amalgamato, ma non troppo miscelato; Versare l'impasto nei muffin preparati.

Ora cuoci i tuoi muffin per circa 16 minuti o finché un tester non esce asciutto e pulito. Godere!

Pilaf vecchio stile

(Pronto in circa 45 minuti | Per 4 persone)

Per porzione: Calorie: 532; Grassi: 11,4 g; Carboidrati: 93 g; Proteine: 16,3 g

ingredienti

2 cucchiai di olio di sesamo

1 scalogno, affettato

2 peperoni privati dei semi e affettati

3 spicchi d'aglio, tritati

10 once di funghi ostrica, puliti e affettati

2 tazze di riso integrale

2 pomodori, frullati

2 tazze di brodo vegetale

Sale e pepe nero a piacere

1 tazza di chicchi di mais dolce

1 tazza di piselli

Istruzioni

Scaldare l'olio di sesamo in una padella a fuoco medio-alto.

Quando è caldo, cuocere la cipolla e i peperoni per circa 3 minuti fino a renderli morbidi.

Aggiungere l'aglio e i funghi ostrica; continuare a rosolare per 1 minuto circa finché non diventa aromatico.

In una casseruola leggermente unta d'olio, ponete il riso, scolato dal composto di funghi, pomodori, brodo, sale, pepe nero, mais e piselli.

Cuocere in forno, coperto, a 375 gradi F per circa 40 minuti, mescolando dopo 20 minuti. Godere!

Insalata Freekeh con Za'atar

(Pronto in circa 35 minuti | Per 4 persone)

Per porzione: Calorie: 352; Grassi: 17,1 g; Carboidrati: 46,3 g; Proteine: 8 g

ingredienti

1 tazza di freekeh

2 tazze e ½ di acqua

1 tazza di pomodorini, tagliati a metà

2 peperoni privati dei semi e affettati

1 peperoncino habanero, senza semi e affettato

1 cipolla, affettata sottilmente

2 cucchiai di coriandolo fresco, tritato

2 cucchiai di prezzemolo fresco, tritato

2 once di olive verdi, snocciolate e affettate

1/4 tazza di olio extra vergine di oliva

2 cucchiai di succo di limone

1 cucchiaino di senape

1 cucchiaino di za'atar

Sale marino e pepe nero macinato a piacere

Istruzioni

Metti il freekeh e l'acqua in una padella. Portare a ebollizione a fuoco medio-alto.

Accendete immediatamente il fuoco e lasciate cuocere per 30-35 minuti, mescolando di tanto in tanto per favorire una cottura uniforme. Lasciare raffreddare completamente.

Mescola il freekeh cotto con gli ingredienti rimanenti. Mescola per combinare bene.

Godere!

Zuppa Di Verdure All'amaranto

(Pronto in circa 30 minuti | Per 4 persone)

Per porzione: Calorie: 196; Grassi: 8,7 g; Carboidrati: 26,1 g; Proteine: 4,7 g

ingredienti

2 cucchiai di olio d'oliva

1 scalogno piccolo, tritato

1 carota, mondata e tritata

1 manioca, tagliata e tritata

1 tazza di zucchine gialle, sbucciate e tritate

1 cucchiaino di semi di finocchio

1 cucchiaino di semi di sedano

1 cucchiaino di curcuma in polvere

1 bionda

1/2 tazza di amaranto

2 tazze di crema di sedano

2 tazze d'acqua

2 tazze di cavolo riccio, tagliato a pezzi

Sale marino e pepe nero macinato a piacere

Istruzioni

In una padella dal fondo spesso, scaldare l'olio fino a doratura. Quando è caldo, rosolare la cipolla, la carota, la pastinaca e la zucca per 5 minuti o fino a renderla morbida.

Successivamente, rosolare i semi di finocchio, i semi di sedano, la polvere di curcuma e le foglie di alloro per circa 30 secondi, finché non diventano aromatici.

Aggiungere l'amaranto, la zuppa e l'acqua. Accendi il fuoco per far bollire. Coprire e lasciare cuocere per 15-18 minuti.

Quindi aggiungere il cavolo cappuccio, condire con sale e pepe nero e continuare a far bollire per altri 5 minuti. Apprezzare!

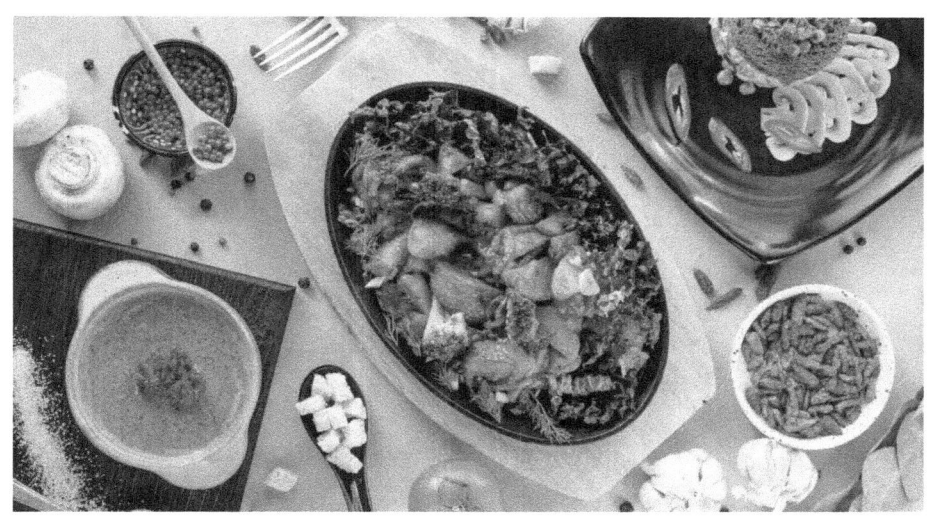

Polenta con funghi e ceci

(Pronto in circa 25 minuti | Per 4 persone)

Per porzione: Calorie: 488; Grassi: 12,2 g; Carboidrati: 71 g; Proteine: 21,4 g

ingredienti

- 3 tazze di brodo vegetale
- 1 tazza di farina di mais gialla
- 2 cucchiai di olio d'oliva
- 1 cipolla tritata
- 1 peperone, senza semi e affettato
- 1 libbra di funghi Cremini, affettati
- 2 spicchi d'aglio, tritati
- 1/2 bicchiere di vino bianco secco
- 1/2 tazza di brodo vegetale
- Sale kosher e pepe nero appena macinato, a piacere

1 cucchiaino di paprika

1 tazza di ceci in scatola, scolati

Istruzioni

In una casseruola media, portare a ebollizione il brodo vegetale a fuoco medio-alto. Aggiungete ora la maizena, mescolando continuamente per evitare la formazione di grumi.

Ridurre il calore a fuoco lento. Continuare a bollire, mescolando di tanto in tanto, per circa 18 minuti, finché il composto non si sarà addensato.

Nel frattempo, scaldare l'olio d'oliva in una padella a fuoco moderato. Cuocere la cipolla e il peperone per circa 3 minuti o fino a quando saranno morbidi e fragranti.

Aggiungi funghi e aglio; continuare a soffriggere, aggiungendo gradualmente il vino e il brodo, per altri 4 minuti o fino a cottura ultimata. Condire con sale, pepe nero e paprika. Mescolare i ceci.

Versare il composto di funghi sulla polenta e servire caldo. Godere!

Insalata di teff con avocado e fagioli

(Pronto in circa 20 minuti + tempo di raffreddamento | Per 2 persone)

Per porzione: Calorie: 463; Grassi: 21,2 g; Carboidrati: 58,9 g; Proteine: 13,1 g

ingredienti

2 tazze d'acqua

1/2 tazza di teff in grani

1 cucchiaino di succo di limone fresco

3 cucchiai di maionese vegana

1 cucchiaino di senape

1 piccolo avocado, snocciolato, sbucciato e affettato

1 cipolla rossa piccola, affettata sottilmente

1 piccolo cetriolo persiano, affettato

1/2 tazza di fagioli in scatola, scolati

2 tazze di spinaci novelli

Istruzioni

In una padella profonda, portare a ebollizione l'acqua a fuoco alto. Aggiungere il chicco di teff e portare a ebollizione il fuoco.

Continuare a cuocere, coperto, per circa 20 minuti o finché saranno teneri. Lasciare raffreddare completamente.

Aggiungi gli ingredienti rimanenti e mescola per unire. Servire a temperatura ambiente. Godere!

Avena notturna con noci

(Pronto in circa 5 minuti + tempo di raffreddamento | Per 3 persone)

Per porzione: Calorie: 423; Grassi: 16,8 g; Carboidrati: 53,1 g; Proteine: 17,3 g

ingredienti

1 tazza di avena vecchio stile

3 cucchiai di semi di chia

1 tazza e ½ di latte di cocco

3 cucchiaini di sciroppo d'agave

1 cucchiaino di estratto di vaniglia

1/2 cucchiaino di cannella in polvere

3 cucchiai di noci, tritate

Un po' di sale

Un pizzico di noce moscata grattugiata

Istruzioni

Dividere gli ingredienti in tre barattoli di vetro.

Coprire e agitare per amalgamare bene. Lasciali riposare per una notte nel frigorifero.

Potete aggiungere un po' di latte extra prima di servire. Apprezzare!

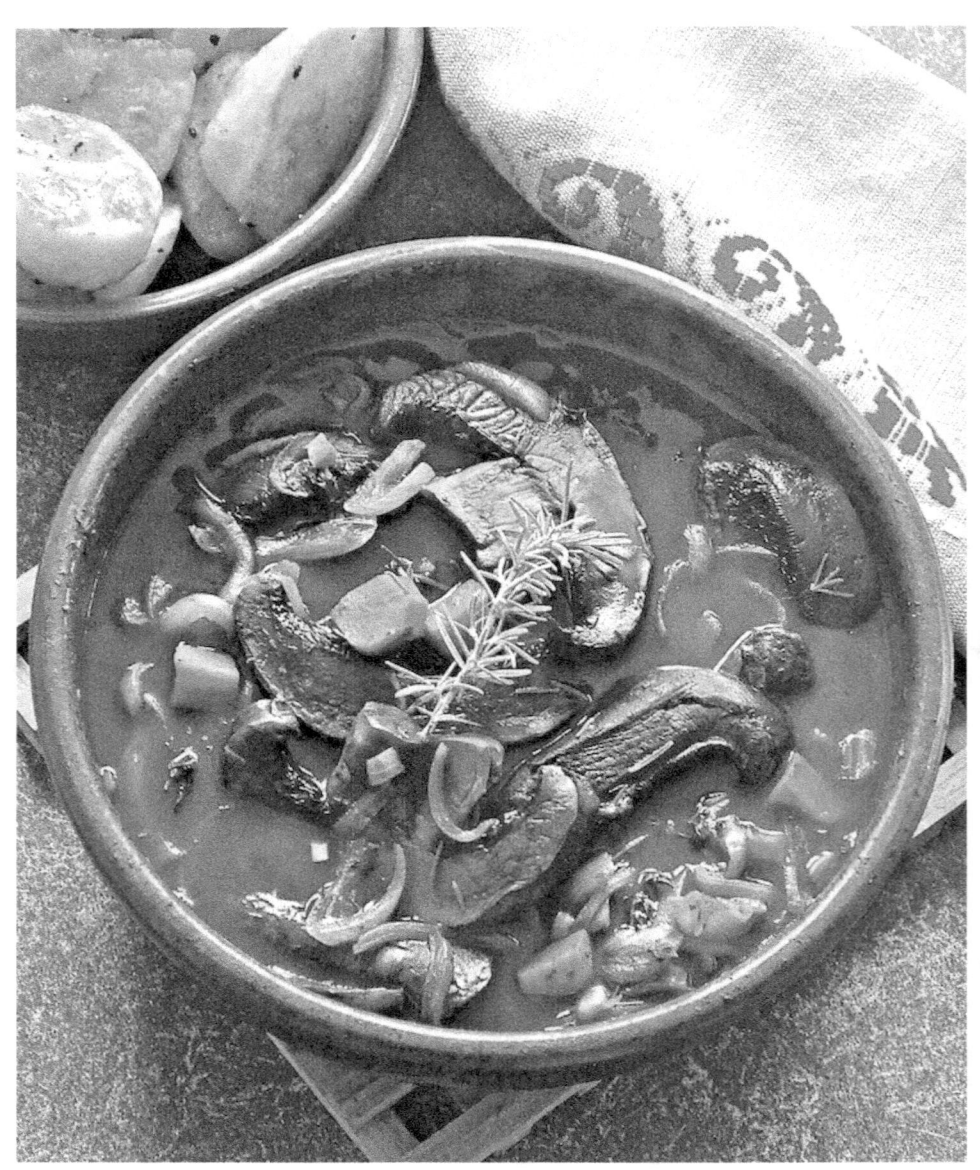

Palline energetiche alla carota

(Pronto in circa 10 minuti + tempo di raffreddamento | Per 8 persone)

Per porzione: Calorie: 495; Grassi: 21,1 g; Carboidrati: 58,4 g; Proteine: 22,1 g

ingredienti

1 carota grande, carota grattugiata

1 tazza e ½ di avena vecchio stile

1 tazza di uvetta

1 tazza di datteri, scusa

1 tazza di scaglie di cocco

1/4 cucchiaino di chiodi di garofano macinati

1/2 cucchiaino di cannella in polvere

Istruzioni

Nel robot da cucina, frulla tutti gli ingredienti finché non si forma una miscela appiccicosa e uniforme.

Formare con l'impasto delle palline uguali.

Conservare in frigorifero fino al momento di servire. Godere!

Biscotti croccanti di patate dolci

(Pronto in circa 25 minuti + tempo di raffreddamento | Per 4 persone)

Per porzione: Calorie: 215; Grassi: 4,5 g; Carboidrati: 35 g; Proteine: 8,7 g

ingredienti

4 patate dolci, sbucciate e grattugiate

2 uova di chia

1/4 tazza di lievito alimentare

2 cucchiai di tahina

2 cucchiai di farina di ceci

1 cucchiaino di scalogno in polvere

1 cucchiaino di aglio in polvere

1 cucchiaino di paprika

Sale marino e pepe nero macinato a piacere

Istruzioni

Inizia preriscaldando il forno a 395 gradi F. Fodera una teglia con carta pergamena o un tappetino Silpat.

Mescolare bene tutti gli ingredienti fino a quando tutto sarà ben incorporato.

Stendere l'impasto in palline uguali e metterle in frigorifero per circa 1 ora.

Cuocete queste palline per circa 25 minuti, girandole a metà cottura. Godere!

Carotine Glassate Arrosto

(Pronto in circa 30 minuti | Per 6 persone)

Per porzione: Calorie: 165; Grassi: 10,1 g; Carboidrati: 16,5 g; Proteine: 1,4 g

ingredienti

2 chili di carotine

1/4 tazza di olio d'oliva

1/4 tazza di aceto di mele

1/2 cucchiaino di fiocchi di peperoncino

Sale marino e pepe nero appena macinato a piacere

1 cucchiaio di sciroppo d'agave

2 cucchiai di salsa di soia

1 cucchiaio di coriandolo fresco, tritato

Istruzioni

Inizia preriscaldando il forno a 395 gradi F.

Quindi condire le carote con l'olio, l'aceto, il peperoncino, il sale, il pepe nero, lo sciroppo d'agave e la salsa di soia.

Arrostire le carote per circa 30 minuti, ruotando la padella una o due volte. Guarnire con coriandolo fresco e servire. Godere!

Chips di cavolo riccio al forno

(Pronto in circa 20 minuti | Per 8 persone)

Per porzione: Calorie: 65; Grassi: 3,9 g; Carboidrati: 5,3 g; Proteine: 2,4 g

ingredienti

2 mazzi di cavolo riccio, foglie separate

2 cucchiai di olio d'oliva

1/2 cucchiaino di semi di senape

1/2 cucchiaino di semi di sedano

1/2 cucchiaino di origano secco

1/4 cucchiaino di cumino macinato

1 cucchiaino di aglio in polvere

Sale grosso e pepe nero macinato a piacere

Istruzioni

Inizia preriscaldando il forno a 180 gradi F. Fodera una teglia con carta pergamena o Silpat mar.

Mescolare le foglie di cavolo riccio con gli ingredienti rimanenti finché non saranno ben ricoperte.

Cuocere in forno preriscaldato per circa 13 minuti, ruotando la teglia una o due volte. Godere!

Salsa di anacardi con formaggio

(Pronto in circa 10 minuti | Per 8 persone)

Per porzione: Calorie: 115; Grassi: 8,6 g; Carboidrati: 6,6 g; Proteine: 4,4 g

ingredienti

1 tazza di anacardi crudi

1 limone, appena spremuto

2 cucchiai di tahina

2 cucchiai di lievito alimentare

1/2 cucchiaino di curcuma in polvere

1/2 cucchiaino di fiocchi di peperoncino, tritati

Sale marino e pepe nero macinato a piacere

Istruzioni

Metti tutti gli ingredienti nella ciotola del tuo robot da cucina. Frullare fino ad ottenere un composto liscio, cremoso e omogeneo. Potete aggiungere un po' d'acqua per diluire secondo necessità.

Versa la salsa in una ciotola da portata; servire con bastoncini di verdure, patatine o cracker.

Godere!

Salsa Hummus Piccante

(Pronto in circa 10 minuti | Per 10 persone)

Per porzione: Calorie: 155; Grassi: 7,9 g; Carboidrati: 17,4 g; Proteine: 5,9 g

ingredienti

20 once di ceci in scatola o cotti, scolati

1/4 tazza di tahina

2 spicchi d'aglio, tritati

2 cucchiai di succo di limone, appena spremuto

1/2 tazza di ceci liquidi

2 peperoni rossi arrostiti, senza semi e affettati

1/2 cucchiaino di paprika

1 cucchiaino di basilico essiccato

Sale marino e pepe nero macinato a piacere

2 cucchiai di olio d'oliva

Istruzioni

Frullare tutti gli ingredienti tranne l'olio in un frullatore o in un robot da cucina fino a raggiungere la consistenza desiderata.

Conservare in frigorifero fino al momento di servire.

Servire con fette di pane pita tostato o patatine fritte, se lo si desidera. Godere!

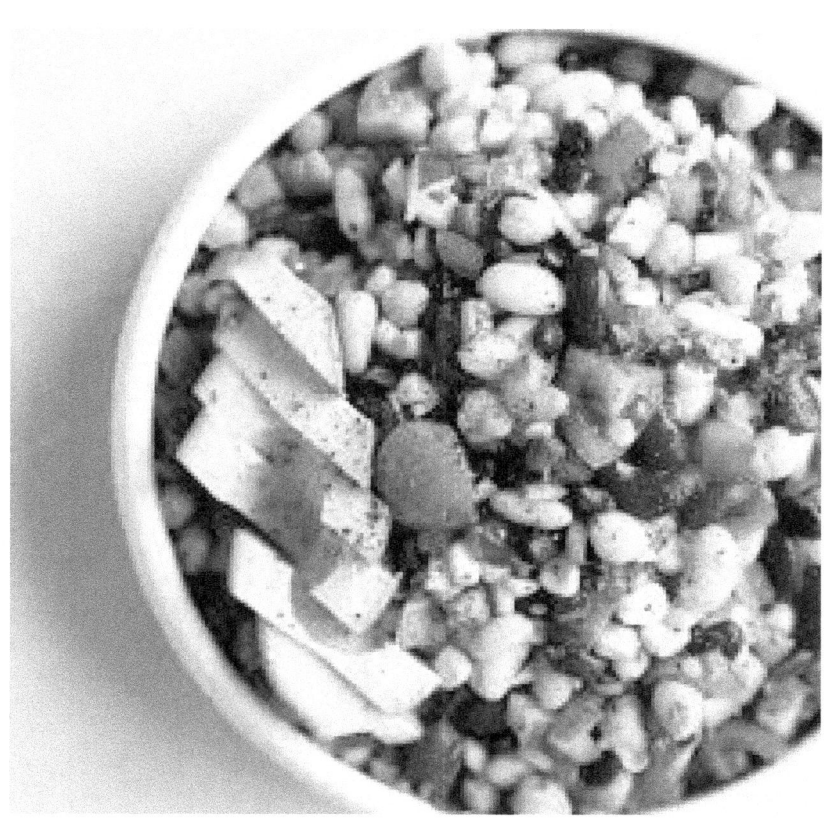

Mutabal tradizionale libanese

(Pronto in circa 10 minuti | Per 6 persone)

Per porzione: Calorie: 115; Grassi: 7,8 g; Carboidrati: 9,8 g; Proteine: 2,9 g

ingredienti

1 libbra di melanzane

1 cipolla tritata

1 cucchiaio di pasta d'aglio

4 cucchiai di tahina

1 cucchiaio di olio di cocco

2 cucchiai di succo di limone

1/2 cucchiaino di coriandolo macinato

1/4 tazza di chiodi di garofano macinati

1 cucchiaino di fiocchi di peperoncino

1 cucchiaino di paprika affumicata

Sale marino e pepe nero macinato a piacere

Istruzioni

Cuocere le melanzane fino a quando la pelle diventa nera; Sbucciate le melanzane e trasferitele nella ciotola del robot da cucina.

Aggiungi gli ingredienti rimanenti. Mescolare fino a quando tutto sarà ben incorporato.

Servire con crostini o pane pita, se lo si desidera. Godere!

Ceci tostati all'indiana

(Pronto in circa 10 minuti | Per 8 persone)

Per porzione: Calorie: 223; Grassi: 6,4 g; Carboidrati: 32,2 g; Proteine: 10,4 g

ingredienti

2 tazze di ceci in scatola, scolati

2 cucchiai di olio d'oliva

1/2 cucchiaino di aglio in polvere

1/2 cucchiaino di paprika

1 cucchiaino di curry in polvere

1 cucchiaino di garam masala

Sale marino e peperoncino a piacere

Istruzioni

Asciugare i ceci utilizzando carta assorbente. Versare l'olio d'oliva sui ceci.

Arrostire i ceci nel forno preriscaldato a 400 gradi F per circa 25 minuti, rigirandoli una o due volte.

Mescolate i ceci con le spezie e buon appetito!

Avocado con salsa tahina

(Pronto in circa 10 minuti | Per 4 persone)

Per porzione: Calorie: 304; Grassi: 25,7 g; Carboidrati: 17,6 g; Proteine: 6 g

ingredienti

2 avocado grandi, snocciolati e tagliati a metà

4 cucchiai di tahina

4 cucchiai di salsa di soia

1 cucchiaio di succo di limone

1/2 cucchiaino di fiocchi di peperoncino

Sale marino e pepe nero macinato a piacere

1 cucchiaino di aglio in polvere

Istruzioni

Metti le metà dell'avocado su un piatto.

Mescolare il tahini, la salsa di soia, il succo di limone, il peperoncino, il sale, il pepe nero e l'aglio in polvere in una piccola ciotola. Dividere la salsa tra le metà dell'avocado.

Godere!

Gnocchi di patate dolci

(Pronto in circa 25 minuti + tempo di raffreddamento | Per 4 persone)

Per porzione: Calorie: 232; Grassi: 7,1 g; Carboidrati: 37 g; Proteine: 8,4 g

ingredienti

1 ½ kg di patate dolci grattugiate

2 uova di chia

1/2 tazza di farina semplice

1/2 tazza di pangrattato

3 cucchiai di hummus

Sale marino e pepe nero a piacere

1 cucchiaio di olio d'oliva

1/2 tazza di salsa al prezzemolo

Istruzioni

Inizia preriscaldando il forno a 395 gradi F. Fodera una teglia con carta pergamena o un tappetino Silpat.

Mescolare bene tutti gli ingredienti, tranne il prezzemolo, finché non saranno tutti ben incorporati.

Stendere l'impasto in palline uguali e metterle in frigorifero per circa 1 ora.

Cuocete queste palline per circa 25 minuti, girandole a metà cottura. Godere!

Salsa Di Peperoni Arrostiti E Pomodoro

(Pronto in circa 35 minuti | Per 10 persone)

Per porzione: Calorie: 90; Grassi: 5,7 g; Carboidrati: 8,5 g; Proteine: 1,9 g

ingredienti

4 peperoni rossi

4 pomodori

4 cucchiai di olio d'oliva

1 cipolla rossa, tritata

4 spicchi d'aglio

4 once di ceci in scatola, scolati

Sale marino e pepe nero macinato a piacere

Istruzioni

Inizia preriscaldando il forno a 400 gradi F.

Disporre i peperoni e i pomodori su una teglia rivestita con carta da forno. Cuocere per circa 30 minuti; Sbucciate i peperoni e trasferiteli nel robot da cucina insieme ai pomodori arrostiti.

Nel frattempo, scalda 2 cucchiai di olio d'oliva in una padella a fuoco medio-alto. Soffriggere la cipolla e l'aglio per circa 5 minuti o fino a quando saranno morbidi.

Aggiungi le verdure saltate nel robot da cucina. Aggiungete i ceci, sale, pepe e il resto dell'olio; lavorare fino ad ottenere un composto cremoso e liscio.

Godere!

Classico mix da festa

(Pronto in circa 1 ora e 5 minuti | Per 15 persone)

Per porzione: Calorie: 290; Grassi: 12,2 g; Carboidrati: 39 g; Proteine: 7,5 g

ingredienti

- 5 tazze di cereali di mais vegani
- 3 tazze di mini pretzel vegani
- 1 tazza di mandorle tostate
- 1/2 tazza di pepitas, tostate
- 1 cucchiaio di lievito alimentare
- 1 cucchiaio di aceto balsamico
- 1 cucchiaio di salsa di soia
- 1 cucchiaino di aglio in polvere
- 1/3 di tazza di burro vegano

Istruzioni

Inizia preriscaldando il forno a 250 gradi F. Fodera una grande teglia con carta pergamena o un tappetino Silpat.

Mescolare in una ciotola i cereali, i pretzel, le mandorle e la pepita.

In un pentolino, sciogliere gli ingredienti rimanenti a fuoco moderato. Versare il condimento sulla miscela di cereali/noci.

Cuocere per circa 1 ora, mescolando ogni 15 minuti, fino a quando saranno dorati e fragranti. Trasferitelo su una gratella per farlo raffreddare completamente. Godere!

Crostini Aglio E Olio D'Oliva

(Pronto in circa 10 minuti | Per 4 persone)

Per porzione: Calorie: 289; Grassi: 8,2 g; Carboidrati: 44,9 g; Proteine: 9,5 g

ingredienti

- 1 baguette intera, affettata
- 4 cucchiai di olio extra vergine di oliva
- 1/2 cucchiaino di sale marino
- 3 spicchi d'aglio, tagliati a metà

Istruzioni

Preriscalda la griglia.

Spennellare ogni fetta di pane con olio d'oliva e cospargere di sale marino. Mettere sotto la griglia preriscaldata per circa 2 minuti o fino a quando saranno leggermente tostati.

Strofinare ogni fetta di pane con l'aglio e servire. Godere!

Polpette vegane classiche

(Pronto in circa 15 minuti | Per 4 persone)

Per porzione: Calorie: 159; Grassi: 9,2 g; Carboidrati: 16,3 g; Proteine: 2,9 g

ingredienti

1 tazza di riso integrale, cotto e raffreddato

1 tazza di fagioli rossi in scatola o cotti, scolati

1 cucchiaino di aglio fresco, tritato

1 cipolla piccola, tritata

Sale marino e pepe nero macinato a piacere

1/2 cucchiaino di pepe di cayenna

1/2 cucchiaino di paprika affumicata

1/2 cucchiaino di semi di coriandolo

1/2 cucchiaino di semi di senape al coriandolo

2 cucchiai di olio d'oliva

Istruzioni

In una ciotola mescolare bene tutti gli ingredienti, tranne l'olio d'oliva. Mescolare per amalgamare bene, quindi formare delle palline uniformi con le mani unte.

Quindi scaldare l'olio d'oliva in una padella antiaderente a fuoco medio. Quando sarà caldo, friggete le polpette per circa 10 minuti fino a doratura su tutti i lati.

Servire con bastoncini da cocktail e buon appetito!

Pastinaca arrostita al balsamico

(Pronto in circa 30 minuti | Per 6 persone)

Per porzione: Calorie: 174; Grassi: 9,3 g; Carboidrati: 22,2 g; Proteine: 1,4 g

ingredienti

1 ½ kg di rapa, tagliata a bastoncini

1/4 tazza di olio d'oliva

1/4 di tazza di aceto balsamico

1 cucchiaino di senape di Digione

1 cucchiaino di semi di finocchio

Sale marino e pepe nero macinato a piacere

1 cucchiaino di mix di spezie mediterranee

Istruzioni

Mescolare tutti gli ingredienti in una ciotola fino a quando le pastinache saranno ben ricoperte.

Cuocere la pastinaca nel forno preriscaldato a 400 gradi F per circa 30 minuti, mescolando a metà tempo di cottura.

Servire a temperatura ambiente e buon appetito!

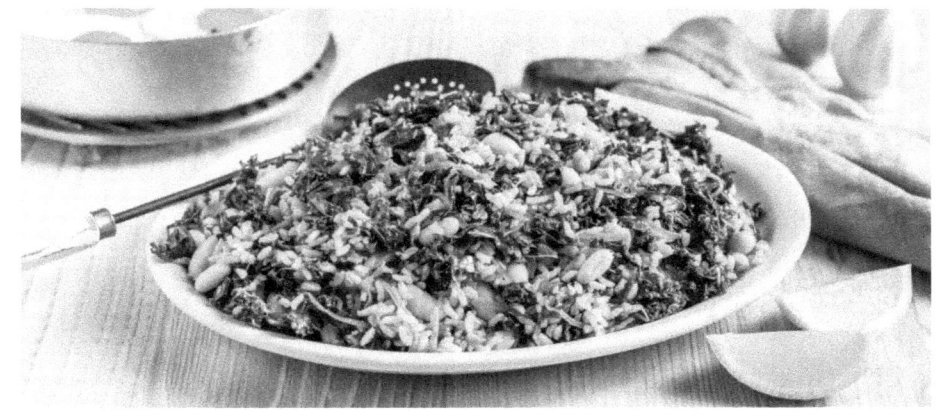

Baba Ganoush tradizionale

(Pronto in circa 25 minuti | Per 8 persone)

Per porzione: Calorie: 104; Grassi: 8,2 g; Carboidrati: 5,3 g; Proteine: 1,6 g

ingredienti

1 libbra di melanzane, tagliate a fette

1 cucchiaino di sale marino grosso

3 cucchiai di olio d'oliva

3 cucchiai di succo di limone fresco

2 spicchi d'aglio, tritati

3 cucchiai di tahina

1/4 cucchiaino di chiodi di garofano macinati

1/2 cucchiaino di cumino macinato

2 cucchiai di prezzemolo fresco, tritato grossolanamente

Istruzioni

Strofina il sale marino su tutte le fette di melanzane. Metteteli quindi in uno scolapasta e lasciateli riposare per circa 15 minuti; scolare, sciacquare e asciugare con carta da cucina.

Cuocere le melanzane fino a quando la pelle diventa nera; Sbucciate le melanzane e trasferitele nella ciotola del robot da cucina.

Aggiungere l'olio d'oliva, il succo di limone, l'aglio, la tahina, i chiodi di garofano e il cumino. Mescolare fino a quando tutto sarà ben incorporato.

Decorare con foglie di prezzemolo fresco e buon appetito!

Bocconcini di burro di arachidi

(Pronto in circa 5 minuti | Per 2 persone)

Per porzione: Calorie: 143; Grassi: 3,9 g; Carboidrati: 26,3 g; Proteine: 2,6 g

ingredienti

8 datteri freschi, snocciolati e tagliati a metà

8 cucchiaini di burro di arachidi

1/4 cucchiaino di cannella in polvere

Istruzioni

Dividere il burro di arachidi tra le metà dei datteri.

Spolverate con cannella e servite subito. Godere!

Salsa di cavolfiore arrosto

(Pronto in circa 30 minuti | Per 7 persone)

Per porzione: Calorie: 142; Grassi: 12,5 g; Carboidrati: 6,3 g; Proteine: 2,9 g

ingredienti

Cimette di cavolfiore da 1 libbra

1/4 tazza di olio d'oliva

4 cucchiai di tahina

1/2 cucchiaino di paprika

Sale marino e pepe nero macinato a piacere

2 cucchiai di succo di limone fresco

2 spicchi d'aglio, tritati

Istruzioni

Inizia preriscaldando il forno a 420 gradi F. Condisci le cimette di cavolfiore con l'olio d'oliva e disponili su una teglia foderata di pergamena.

Cuocere per circa 25 minuti o fino a quando saranno teneri.

Tritare poi il cavolfiore insieme agli altri ingredienti, aggiungendo il liquido di cottura quanto necessario.

Se lo si desidera, condire con un filo d'olio extra d'oliva. Godere!

Involtini facili di zucchine

(Pronto in circa 10 minuti | Per 5 persone)

Per porzione: Calorie: 99; Grassi: 4,4 g; Carboidrati: 12,1 g; Proteine: 3,1 g

ingredienti

1 tazza di hummus, preferibilmente fatto in casa

1 pomodoro medio, tritato

1 cucchiaino di senape

1/4 cucchiaino di origano

1/2 cucchiaino di pepe di cayenna

Sale marino e pepe nero macinato a piacere

1 zucchina grande, tagliata a listarelle

2 cucchiai di basilico fresco, tritato

2 cucchiai di prezzemolo fresco, tritato

Istruzioni

In una ciotola, mescolare bene l'hummus, il pomodoro, la senape, l'origano, il pepe di cayenna, il sale e il pepe nero.

Dividete il ripieno tra le strisce di zucchine e distribuitelo uniformemente. Arrotolare le zucchine e guarnire con basilico fresco e prezzemolo.

Godere!

Patatine fritte di patate dolci Chipotle

(Pronto in circa 45 minuti | Per 4 persone)

Per porzione: Calorie: 186; Grassi: 7,1 g; Carboidrati: 29,6 g; Proteine: 2,5 g

ingredienti

4 patate dolci medie, sbucciate e tagliate a bastoncini

2 cucchiai di olio di arachidi

Sale marino e pepe nero macinato a piacere

1 cucchiaino di polvere di peperoncino chipotle

1/4 cucchiaino di pimento macinato

1 cucchiaino di zucchero di canna

1 cucchiaino di rosmarino essiccato

Istruzioni

Mescolare le patate dolci fritte con gli altri ingredienti.

Cuocere le patatine a 375 gradi F per circa 45 minuti o fino a doratura; assicurati di mescolare le patatine una o due volte.

Servire con la salsa preferita, se lo si desidera. Godere!

Salsa Di Fagioli Cannellini

(Pronto in circa 10 minuti | Per 6 persone)

Per porzione: Calorie: 123; Grassi: 4,5 g; Carboidrati: 15,6 g; Proteine: 5,6 g

ingredienti

10 once di fagioli cannellini in scatola, scolati

1 spicchio d'aglio, tritato

2 peperoni arrostiti, affettati

Pepe nero macinato fresco, a piacere

1/2 cucchiaino di cumino macinato

1/2 cucchiaino di semi di senape

1/2 cucchiaino di foglie di alloro macinate

3 cucchiai di tahina

2 cucchiai di prezzemolo fresco italiano, tritato

Istruzioni

Metti tutti gli ingredienti tranne il prezzemolo nella ciotola di un frullatore o di un robot da cucina. Blitz finché non sarà ben miscelato.

Trasferire la salsa in una ciotola e guarnire con prezzemolo fresco.

Servire con fette di pita, tortilla chips o bastoncini di verdure, se lo si desidera. Apprezzare!

Fagioli alla messicana

(Pronto in circa 1 ora + tempo di raffreddamento | Per 6 persone)

Per porzione: Calorie: 465; Grassi: 17,9 g; Carboidrati: 60,4 g; Proteine: 20,2 g

ingredienti

1 libbra di fagioli rossi, ammollati durante la notte e scolati

1 tazza di chicchi di mais in scatola, scolati

2 peperoni arrostiti, affettati

1 peperoncino, tritato finemente

1 tazza di pomodorini, tagliati a metà

1 cipolla rossa, tritata

1/4 tazza di coriandolo fresco, tritato

1/4 tazza di prezzemolo fresco, tritato

1 cucchiaino di origano messicano

1/4 di tazza di aceto di vino rosso

2 cucchiai di succo di limone fresco

1/3 di tazza di olio extra vergine di oliva

Sale marino macinato e sale nero a piacere

1 avocado sbucciato, snocciolato e affettato

Istruzioni

Coprire i fagioli ammollati con un nuovo cambio di acqua fredda e portare a ebollizione. Lascia bollire per circa 10 minuti. Accendi il fuoco per cuocere a fuoco lento e continua a cuocere per 50-55 minuti o finché sono teneri.

Lasciate raffreddare completamente i fagioli, quindi trasferiteli in un'insalatiera.

Aggiungi gli ingredienti rimanenti e mescola per amalgamarli bene. Servire a temperatura ambiente.

Godere!

Classico minestrone italiano

(Pronto in circa 30 minuti | Per 5 persone)

Per porzione: Calorie: 305; Grassi: 8,6 g; Carboidrati: 45,1 g; Proteine: 14,2 g

ingredienti

2 cucchiai di olio d'oliva

1 cipolla grande, tagliata a dadini

2 carote, affettate

4 spicchi d'aglio, tritati

1 tazza di maccheroni al gomito

5 tazze di brodo vegetale

1 lattina (15 once) di fagioli bianchi, scolati

1 zucchina grande, a cubetti

1 lattina (28 once) di pomodori, schiacciati

1 cucchiaio di foglie di origano fresco, tritate

1 cucchiaio di foglie di basilico fresco, tritate

1 cucchiaio di prezzemolo fresco italiano, tritato

Istruzioni

In un forno olandese, scaldare l'olio d'oliva fino a doratura. Ora rosolate la cipolla e le carote fino a renderle morbide.

Aggiungere l'aglio, la pasta cruda e il brodo; lasciate bollire per circa 15 minuti.

Aggiungere i fagioli, le zucchine, i pomodori e le erbe aromatiche. Continuate a cuocere, coperto, per circa 10 minuti, finché il tutto sarà cotto.

Guarnire con alcune erbe extra se lo si desidera. Godere!

Stufato di lenticchie verdi con cavolo riccio

(Pronto in circa 30 minuti | Per 5 persone)

Per porzione: Calorie: 415; Grassi: 6,6 g; Carboidrati: 71 g; Proteine: 18,4 g

ingredienti

2 cucchiai di olio d'oliva

1 cipolla tritata

2 patate dolci, sbucciate e tagliate a cubetti

1 peperone, tritato

2 carote, tritate

1 manioca, tritata

1 sedano, tritato

2 spicchi d'aglio

1 tazza e ½ di lenticchie verdi

1 cucchiaio di miscela di erbe italiane

1 tazza di salsa di pomodoro

5 tazze di brodo vegetale

1 tazza di mais congelato

1 tazza di cavolo riccio, tagliato a pezzi

Istruzioni

In un forno olandese, scaldare l'olio d'oliva fino a doratura. Ora rosolate la cipolla, la patata dolce, il peperone, la carota, la pastinaca e il sedano fino a renderli morbidi.

Aggiungere l'aglio e continuare a rosolare per altri 30 secondi.

Aggiungete ora le lenticchie verdi, il composto di erbe italiane, la salsa di pomodoro e il brodo vegetale; lasciate bollire per circa 20 minuti finché il tutto sarà ben cotto.

Aggiungi mais e cavolo surgelati; coprite e lasciate cuocere per altri 5 minuti. Godere!

Mix di verdure di ceci dell'orto

(Pronto in circa 30 minuti | Per 4 persone)

Per porzione: Calorie: 369; Grassi: 18,1 g; Carboidrati: 43,5 g; Proteine: 13,2 g

ingredienti

2 cucchiai di olio d'oliva

1 cipolla, tritata finemente

1 peperone, tritato

1 bulbo di finocchio, tritato

3 spicchi d'aglio, tritati

2 pomodori maturi, frullati

2 cucchiai di prezzemolo fresco, tritato grossolanamente

2 cucchiai di basilico fresco, tritato grossolanamente

2 cucchiai di coriandolo fresco, tritato grossolanamente

2 tazze di brodo vegetale

14 once di ceci in scatola, scolati

Sale kosher e pepe nero macinato a piacere

1/2 cucchiaino di pepe di cayenna

1 cucchiaino di paprika

1 avocado, sbucciato e affettato

Istruzioni

In una padella dal fondo spesso, scaldare l'olio d'oliva a fuoco medio. Quando sarà ben caldo, far rosolare la cipolla, il peperone e il finocchio per circa 4 minuti.

Soffriggere l'aglio per circa 1 minuto o finché non diventa aromatico.

Aggiungere i pomodori, le erbe fresche, il brodo, i ceci, il sale, il pepe nero, il pepe di cayenna e la paprika. Lasciate cuocere, mescolando di tanto in tanto, per circa 20 minuti o fino a cottura.

Assaggia e aggiusta i condimenti. Servire guarnito con fette di avocado fresco. Godere!

Salsa calda di fagioli

(Pronto in circa 30 minuti | Per 10 persone)

Per porzione: Calorie: 175; Grassi: 4,7 g; Carboidrati: 24,9 g; Proteine: 8,8 g

ingredienti

2 lattine (15 once) di fagioli Great Northern, scolati

2 cucchiai di olio d'oliva

2 cucchiai di salsa Sriracha

2 cucchiai di lievito alimentare

4 once di crema di formaggio vegano

1/2 cucchiaino di paprika

1/2 cucchiaino di pepe di cayenna

1/2 cucchiaino di cumino macinato

Sale marino e pepe nero macinato a piacere

4 once di tortilla chips

Istruzioni

Inizia preriscaldando il forno a 360 gradi F.

Frullare tutti gli ingredienti tranne le tortilla chips in un robot da cucina fino a raggiungere la consistenza desiderata.

Cuocere la salsa nel forno preriscaldato per circa 25 minuti o fino a quando sarà calda.

Servire con tortilla chips e buon appetito!

Insalata di soia in stile cinese

(Pronto in circa 10 minuti | Per 4 persone)

Per porzione: Calorie: 265; Grassi: 13,7 g; Carboidrati: 21 g; Proteine: 18 g

ingredienti

1 lattina (15 once) di semi di soia, sgocciolati

1 tazza di rucola

1 tazza di spinaci novelli

1 tazza di cavolo verde, tritato

1 cipolla, affettata sottilmente

1/2 cucchiaino di aglio, tritato

1 cucchiaino di zenzero, tritato

1/2 cucchiaino di senape deli

2 cucchiai di salsa di soia

1 cucchiaio di aceto di riso

1 cucchiaio di succo di limone

2 cucchiai di tahina

1 cucchiaino di sciroppo d'agave

Istruzioni

In un'insalatiera mettete la soia, la rucola, gli spinaci, il cavolo e la cipolla; giocare per abbinare.

In una piccola ciotola, unire i restanti ingredienti per la salsa.

Condisci la tua insalata e servila subito. Godere!

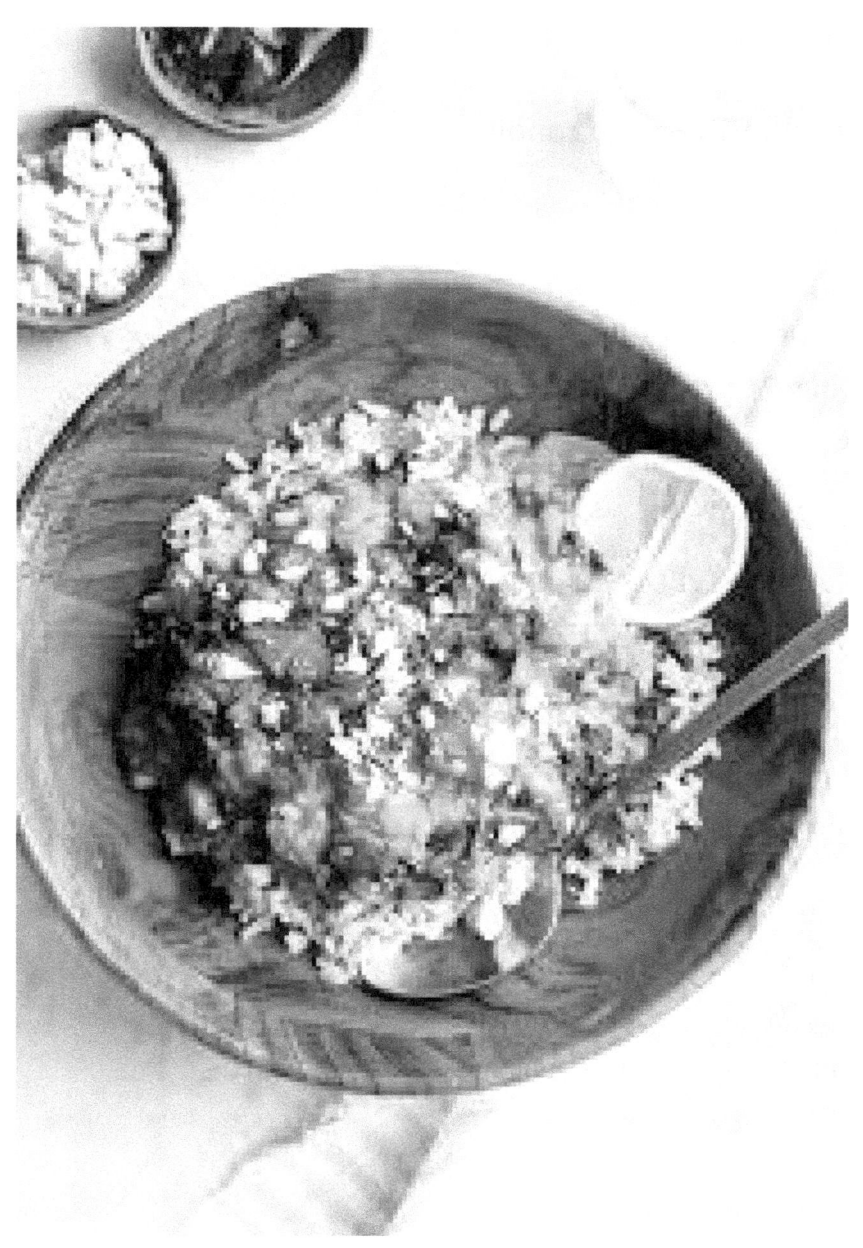

Cavolfiore arrosto condito

(Pronto in circa 25 minuti | Per 6 persone)

Per porzione: Calorie: 115; Grassi: 9,3 g; Carboidrati: 6,9 g; Proteine: 5,6 g

ingredienti

1 chilo e mezzo di cimette di cavolfiore

1/4 tazza di olio d'oliva

4 cucchiai di aceto di mele

2 spicchi d'aglio, pressati

1 cucchiaino di basilico essiccato

1 cucchiaino di origano secco

Sale marino e pepe nero macinato a piacere

Istruzioni

Inizia preriscaldando il forno a 420 gradi F.

Mescolare le cimette di cavolfiore con i restanti ingredienti.

Disporre le cimette di cavolfiore su una teglia rivestita di carta da forno. Arrostire le cimette di cavolfiore nel forno preriscaldato per circa 25 minuti o fino a quando saranno leggermente carbonizzate.

Godere!

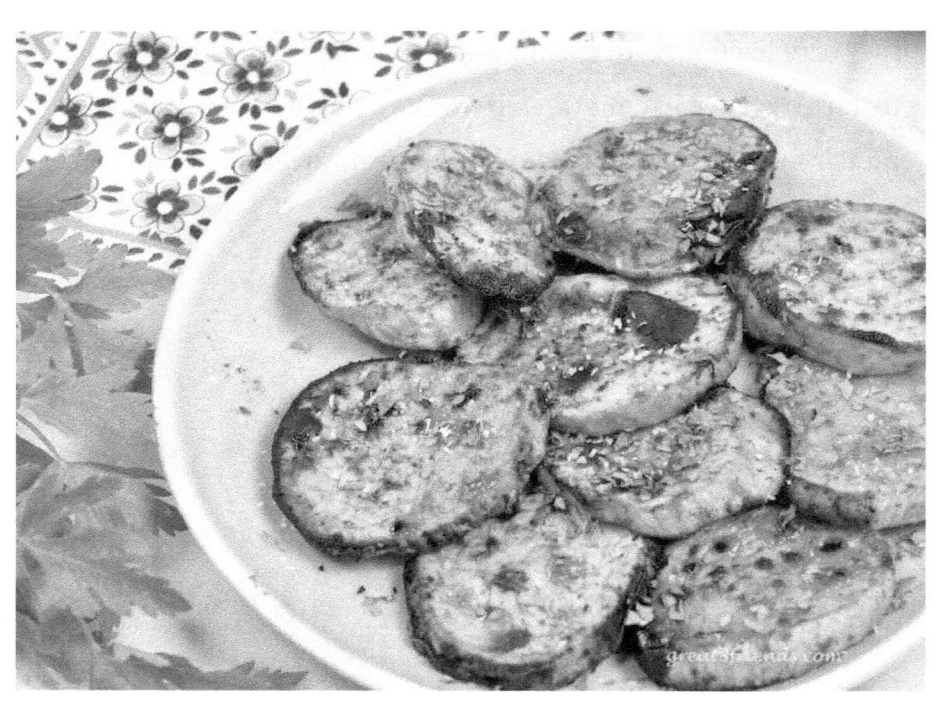

Toum libanese facile

(Pronto in circa 10 minuti | Per 6 persone)

Per porzione: Calorie: 252; Grassi: 27 g; Carboidrati: 3,1 g; Proteine: 0,4 g

ingredienti

2 teste d'aglio

1 cucchiaino di sale marino grosso

1 tazza e ½ di olio d'oliva

1 limone, appena spremuto

2 tazze di carote, tagliate a fiammiferi

Istruzioni

Frullare gli spicchi d'aglio e il sale nel robot da cucina di un frullatore ad alta velocità fino a ottenere un composto cremoso e liscio, raschiando i lati della ciotola.

Aggiungere gradualmente e lentamente l'olio d'oliva e il succo di limone, alternando questi due ingredienti per creare una salsa soffice.

Mescolare finché la salsa non si addensa. Servire con bastoncini di carota e buon appetito!

Avocado con salsa piccante allo zenzero

(Pronto in circa 10 minuti | Per 4 persone)

Per porzione: Calorie: 295; Grassi: 28,2 g; Carboidrati: 11,3 g; Proteine: 2,3 g

ingredienti

2 avocado, snocciolati e tagliati a metà

1 spicchio d'aglio, pressato

1 cucchiaino di zenzero fresco, sbucciato e tritato

2 cucchiai di aceto balsamico

4 cucchiai di olio extra vergine di oliva

Sale kosher e pepe nero macinato a piacere

Istruzioni

Metti le metà dell'avocado su un piatto.

Mescolare l'aglio, lo zenzero, l'aceto, l'olio d'oliva, il sale e il pepe nero in una piccola ciotola. Dividere la salsa tra le metà dell'avocado.

Godere!

Mix di snack a base di ceci

(Pronto in circa 30 minuti | Per 8 persone)

Per porzione: Calorie: 109; Grassi: 7,9 g; Carboidrati: 7,4 g; Proteine: 3,4 g

ingredienti

1 tazza di ceci tostati, scolati

2 cucchiai di olio di cocco, sciolto

1/4 tazza di semi di zucca crudi

1/4 tazza di metà di noce cruda

1/3 di tazza di ciliegie secche

Istruzioni

Asciugare i ceci utilizzando carta assorbente. Cospargere l'olio di cocco sui ceci.

Arrostire i ceci nel forno preriscaldato a 180°C per circa 20 minuti, rigirandoli una o due volte.

Mescolare i ceci con i semi di zucca e le metà di noci pecan. Continua a tostare fino a quando le noci saranno fragranti, circa 8 minuti; lasciare raffreddare completamente.

Aggiungete le ciliegie secche e mescolate per amalgamare. Godere!

Salsa Muhammara con un tocco in più

(Pronto in circa 35 minuti | Per 9 persone)

Per porzione: Calorie: 149; Grassi: 11,5 g; Carboidrati: 8,9 g; Proteine: 2,4 g

ingredienti

3 peperoni rossi

5 cucchiai di olio d'oliva

2 spicchi d'aglio, tritati

1 pomodoro, tritato

3/4 tazza di pangrattato

2 cucchiai di melassa

1 cucchiaino di cumino macinato

1/4 semi di girasole, tostati

1 pepe Maras, tritato

2 cucchiai di tahina

Sale marino e peperoncino a piacere

Istruzioni

Inizia preriscaldando il forno a 400 gradi F.

Disponete i peperoni su una teglia foderata con carta da forno. Cuocere per circa 30 minuti; sbucciate i peperoni e trasferiteli nel robot da cucina.

Nel frattempo, scalda 2 cucchiai di olio d'oliva in una padella a fuoco medio-alto. Soffriggere l'aglio e i pomodori per circa 5 minuti o fino a quando saranno morbidi.

Aggiungi le verdure saltate nel robot da cucina. Aggiungere gli altri ingredienti e lavorare fino ad ottenere un composto cremoso e liscio.

Godere!

Crostini di spinaci, ceci e aglio

(Pronto in circa 10 minuti | Per 6 persone)

Per porzione: Calorie: 242; Grassi: 6,1 g; Carboidrati: 38,5 g; Proteine: 8,9 g

ingredienti

- 1 baguette, tagliata a fette
- 4 cucchiai di olio extra vergine di oliva
- Sale marino e peperoncino, per condire
- 3 spicchi d'aglio, tritati
- 1 tazza di ceci cotti, scolati
- 2 tazze di spinaci
- 1 cucchiaio di succo di limone fresco

Istruzioni

Preriscalda la griglia.

Spennellate le fette di pane con 2 cucchiai di olio d'oliva e cospargetele di sale marino e peperoncino. Mettere sotto la griglia preriscaldata per circa 2 minuti o fino a quando saranno leggermente tostati.

In una ciotola, mescolare insieme l'aglio, i ceci, gli spinaci, il succo di limone e i restanti 2 cucchiai di olio d'oliva.

Disporre il composto di ceci su ogni fetta di pane tostato. Godere!

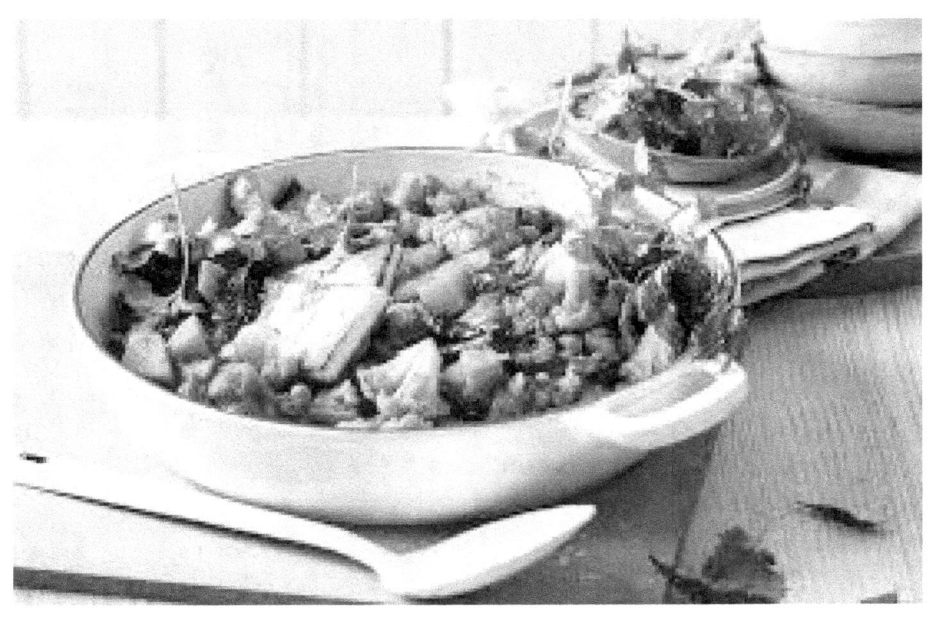

Polpette di Funghi Cannellini e Fagioli

(Pronto in circa 15 minuti | Per 4 persone)

Per porzione: Calorie: 195; Grassi: 14,1 g; Carboidrati: 13,2 g; Proteine: 3,9 g

ingredienti

4 cucchiai di olio d'oliva

1 tazza di funghi champignon, tritati

1 scalogno, tritato

2 spicchi d'aglio, schiacciati

1 tazza di fagioli cannellini in scatola o cotti, scolati

1 tazza di quinoa, cotta

Sale marino e pepe nero macinato a piacere

1 cucchiaino di paprika affumicata

1/2 cucchiaino di fiocchi di peperoncino

1 cucchiaino di semi di senape

1/2 cucchiaino di aneto essiccato

Istruzioni

Scaldare 2 cucchiai di olio d'oliva in una padella antiaderente. Quando è caldo, cuocere i funghi e lo scalogno per 3 minuti o finché saranno teneri.

Aggiungere l'aglio, i fagioli, la quinoa e le spezie. Mescolare per amalgamare bene, quindi formare delle palline uniformi con le mani unte.

Quindi scaldare i restanti 2 cucchiai di olio d'oliva in una padella antiaderente a fuoco medio. Quando sarà caldo, friggete le polpette per circa 10 minuti fino a doratura su tutti i lati.

Servire con bastoncini da cocktail. Godere!

Fette di cetriolo con hummus

(Pronto in circa 10 minuti | Per 6 persone)

Per porzione: Calorie: 88; Grassi: 3,6 g; Carboidrati: 11,3 g; Proteine: 2,6 g

ingredienti

1 tazza di hummus, preferibilmente fatto in casa

2 pomodori grandi, tagliati a dadini

1/2 cucchiaino di fiocchi di peperoncino

Sale marino e pepe nero macinato a piacere

2 cetrioli inglesi, tagliati a fette

Istruzioni

Dividere la salsa di hummus tra le fette di cetriolo.

Ricopriteli con i pomodorini; cospargere scaglie di peperoncino, sale e pepe nero su ogni cetriolo.

Servire ben freddo e buon appetito!

Bocconcini di jalapeño ripieni

(Pronto in circa 15 minuti | Per 6 persone)

Per porzione: Calorie: 108; Grassi: 6,6 g; Carboidrati: 7,3 g; Proteine: 5,3 g

ingredienti

1/2 tazza di semi di girasole crudi, ammollati durante la notte e scolati

4 cucchiai di erba cipollina, tritata

1 cucchiaino di aglio, tritato

3 cucchiai di lievito alimentare

1/2 tazza di crema di zuppa di cipolle

1/2 cucchiaino di pepe di cayenna

1/2 cucchiaino di semi di senape

12 jalapeños, tagliati a metà e senza semi

1/2 tazza di pangrattato

Istruzioni

Nel robot da cucina o nel frullatore ad alta velocità, frulla i semi di girasole crudi, l'erba cipollina, l'aglio, il lievito alimentare, la zuppa, il pepe di cayenna e i semi di senape fino a quando non saranno ben amalgamati.

Versare il composto nei jalapeños e ricoprirli con il pangrattato.

Cuocere nel forno preriscaldato a 400 gradi F per circa 13 minuti o fino a quando i peperoni saranno teneri. Servitelo caldo.

Godere!

Anelli di cipolla in stile messicano

(Pronto in circa 35 minuti | Per 6 persone)

Per porzione: Calorie: 213; Grassi: 10,6 g; Carboidrati: 26,2 g; Proteine: 4,3 g

ingredienti

2 cipolle medie, tagliate ad anelli

1/4 tazza di farina di frumento

1/4 tazza di farina di farro

1/3 tazza di latte di riso, non zuccherato

1/3 bicchiere di birra

Sale marino e pepe nero macinato, per condire

1/2 cucchiaino di pepe di cayenna

1/2 cucchiaino di semi di senape

1 tazza di tortilla chips, tritate

1 cucchiaio di olio d'oliva

Istruzioni

Inizia preriscaldando il forno a 420 gradi F.

In una ciotola poco profonda, sbatti insieme la farina, il latte e la birra.

In un'altra ciotola poco profonda, mescolare i condimenti con le tortillas tritate. Immergere gli anelli di cipolla nel composto di farina.

Quindi arrotolateli sul composto condito, premendo per ricoprirli bene.

Disporre gli anelli di cipolla su una teglia foderata con carta da forno. Spennellateli con olio d'oliva e infornate per circa 30 minuti. Godere!

Ortaggi da radice arrostiti

(Pronto in circa 35 minuti | Per 6 persone)

Per porzione: Calorie: 261; Grassi: 18,2 g; Carboidrati: 23,3 g; Proteine: 2,3 g

ingredienti

1/4 tazza di olio d'oliva

2 carote, sbucciate e tagliate a pezzi da 1 ½ pollice

2 pastinache, sbucciate e tagliate a pezzi da 1 ½ pollice

1 gambo di sedano, sbucciato e tagliato in pezzi da 1 ½ pollice

1 libbra di patate dolci, sbucciate e tagliate a pezzi da 1 ½ pollice

1/4 tazza di olio d'oliva

1 cucchiaino di semi di senape

1/2 cucchiaino di basilico

1/2 cucchiaino di origano

1 cucchiaino di fiocchi di peperoncino

1 cucchiaino di timo secco

Sale marino e pepe nero macinato a piacere

Istruzioni

Mescolare le verdure con gli ingredienti rimanenti finché non saranno ben ricoperte.

Arrostire le verdure nel forno preriscaldato a 400 gradi F per circa 35 minuti, mescolando a metà cottura.

Assaggiare, aggiustare di condimento e servire caldo. Godere!

Salsa di hummus in stile indiano

(Pronto in circa 10 minuti / Per 10 persone)

Per porzione: Calorie: 171; Grassi: 10,4 g; Carboidrati: 15,3 g; Proteine: 5,4 g

ingredienti

20 once di ceci in scatola o cotti, scolati

1 cucchiaino di aglio, affettato

1/4 tazza di tahina

1/4 tazza di olio d'oliva

1 limone, appena spremuto

1/4 cucchiaino di curcuma

1/2 cucchiaino di cumino in polvere

1 cucchiaino di curry in polvere

1 cucchiaino di semi di coriandolo

1/4 tazza di liquido di ceci o più secondo necessità

2 cucchiai di coriandolo fresco, tritato grossolanamente

Istruzioni

Frullare i ceci, l'aglio, la tahina, l'olio d'oliva, il limone, la curcuma, il cumino, il curry e i semi di coriandolo in un frullatore o in un robot da cucina.

Frullare fino a raggiungere la consistenza desiderata, aggiungendo gradualmente il liquido dei ceci.

Conservare in frigorifero fino al momento di servire. Guarnire con coriandolo fresco.

Servire con pane naan o bastoncini di verdure, se lo si desidera. Godere!

Salsa Di Carote E Fagioli Al Forno

(Pronto in circa 55 minuti | Per 10 persone)

Per porzione: Calorie: 121; Grassi: 8,3 g; Carboidrati: 11,2 g; Proteine: 2,8 g

ingredienti

1 ½ kg di carote, mondate

2 cucchiai di olio d'oliva

4 cucchiai di tahina

8 once di fagioli cannellini in scatola, scolati

1 cucchiaino di aglio, tritato

2 cucchiai di succo di limone

2 cucchiai di salsa di soia

Sale marino e pepe nero macinato a piacere

1/2 cucchiaino di paprika

1/2 cucchiaino di aneto essiccato

1/4 tazza di pepitas, tostate

Istruzioni

Inizia preriscaldando il forno a 390 gradi F. Fodera una teglia con carta pergamena.

Ora condisci le carote con l'olio d'oliva e disponili sulla teglia preparata.

Arrostire le carote per circa 50 minuti o finché saranno morbide. Trasferisci le carote arrostite nella ciotola di un robot da cucina.

Aggiungere il tahini, i fagioli, l'aglio, il succo di limone, la salsa di soia, il sale, il pepe nero, la paprika e l'aneto. Procedere fino a quando la salsa sarà cremosa e uniforme.

Guarnire con pepitas tostate e servire con salse a scelta. Godere!

Sushi di zucchine facile e veloce

(Pronto in circa 10 minuti | Per 5 persone)

Per porzione: Calorie: 129; Grassi: 6,3 g; Carboidrati: 15,9 g; Proteine: 2,5 g

ingredienti

1 tazza di riso, cotto

1 carota, grattugiata

1 cipolla piccola, grattugiata

1 avocado, tritato

1 spicchio d'aglio, tritato

Sale marino e pepe nero macinato a piacere

1 zucchina media, tagliata a listarelle

Salsa wasabi, per servire

Istruzioni

In una ciotola, mescolare bene il riso, la carota, la cipolla, l'avocado, l'aglio, il sale e il pepe nero.

Dividete il ripieno tra le strisce di zucchine e distribuitelo uniformemente. Arrotolare le zucchine e servire con salsa Wasabi.

Godere!

Pomodorini con hummus

(Pronto in circa 10 minuti | Per 8 persone)

Per porzione: Calorie: 49; Grassi: 2,5 g; Carboidrati: 4,7 g; Proteine: 1,3 g

ingredienti

- 1/2 tazza di hummus, preferibilmente fatto in casa
- 2 cucchiai di maionese vegana
- 1/4 tazza di erba cipollina, tritata
- 16 pomodorini, togliere la polpa
- 2 cucchiai di coriandolo fresco, tritato

Istruzioni

In una ciotola, mescolare bene l'hummus, la maionese e l'erba cipollina.

Dividere il composto di hummus tra i pomodori. Guarnire con coriandolo fresco e servire.

Godere!

Funghi champignon al forno

(Pronto in circa 20 minuti | Per 4 persone)

Per porzione: Calorie: 136; Grassi: 10,5 g; Carboidrati: 7,6 g; Proteine: 5,6 g

ingredienti

1 ½ libbre di funghi champignon, puliti

3 cucchiai di olio d'oliva

3 spicchi d'aglio, tritati

1 cucchiaino di origano secco

1 cucchiaino di basilico essiccato

1/2 cucchiaino di rosmarino essiccato

Sale kosher e pepe nero macinato a piacere

Istruzioni

Mescolare i funghi con gli altri ingredienti.

Disporre i funghi su una teglia foderata con carta da forno.

Arrostire i funghi nel forno preriscaldato a 420 gradi F per circa 20 minuti o fino a quando saranno teneri e fragranti.

Disporre i funghi su un piatto da portata e servire con bastoncini da cocktail. Godere!

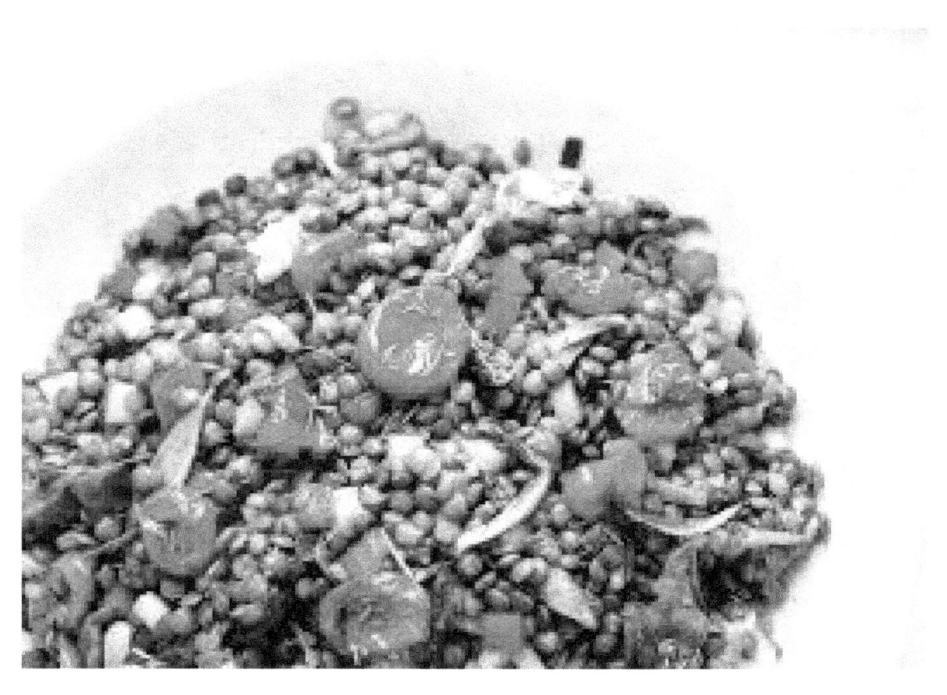

Chips di cavolo riccio con formaggio

(Pronto in circa 1 ora e 30 minuti | Per 6 persone)

Per porzione: Calorie: 121; Grassi: 7,5 g; Carboidrati: 8,4 g; Proteine: 6,5 g

ingredienti

- 1/2 tazza di semi di girasole, ammollati durante la notte e scolati
- 1/2 tazza di anacardi, ammollati per una notte e scolati
- 1/3 di tazza di lievito alimentare
- 2 cucchiai di succo di limone
- 1 cucchiaino di cipolla in polvere
- 1 cucchiaino di aglio in polvere
- 1 cucchiaino di paprika
- Sale marino e pepe nero macinato a piacere
- 1/2 tazza d'acqua
- 4 tazze di cavolo riccio, tagliato a pezzi

Istruzioni

Nel robot da cucina o nel frullatore ad alta velocità, frullare i semi di girasole crudi, gli anacardi, il lievito alimentare, il succo di limone, la cipolla in polvere, l'aglio in polvere, la paprika, il sale, il pepe nero macinato e l'acqua fino ad ottenere un composto omogeneo.

Versare il composto sulle foglie di cavolo riccio e mescolare finché non saranno ben ricoperte.

Cuocere nel forno preriscaldato a 220 gradi F per circa 1 ora e 30 minuti o fino a quando diventano croccanti.

Godere!

Barchette di hummus di avocado

(Pronto in circa 10 minuti | Per 4 persone)

Per porzione: Calorie: 297; Grassi: 21,2 g; Carboidrati: 23,9 g; Proteine: 6 g

ingredienti

1 cucchiaio di succo di limone fresco

2 avocado maturi, tagliati a metà e snocciolati

8 once di hummus

1 spicchio d'aglio, tritato

1 pomodoro medio, tritato

Sale marino e pepe nero macinato a piacere

1/2 cucchiaino di curcuma in polvere

1/2 cucchiaino di pepe di cayenna

1 cucchiaio di tahina

Istruzioni

Cospargere il succo di limone fresco sulle metà dell'avocado.

Mescolare hummus, aglio, pomodori, sale, pepe nero, curcuma in polvere, pepe di cayenna e tahini. Versa il ripieno negli avocado.

Servire immediatamente.

Funghi ripieni di nacho

(Pronto in circa 25 minuti | Per 5 persone)

Per porzione: Calorie: 210; Grassi: 13,4 g; Carboidrati: 17,7 g; Proteine: 6,9 g

ingredienti

1 tazza di tortilla chips, tritate

1 tazza di fagioli neri in scatola o cotti, scolati

4 cucchiai di burro vegano

2 cucchiai di tahina

4 cucchiai di erba cipollina, tritata

1 cucchiaino di aglio, tritato

1 jalapeño, tritato

1 cucchiaino di origano messicano

1 cucchiaino di pepe di cayenna

Sale marino e pepe nero macinato a piacere

15 champignon medi, puliti e senza gambo

Istruzioni

Mescolare bene tutti gli ingredienti, tranne i funghi, in una ciotola.

Dividere il composto dei nacho tra i funghi.

Cuocere nel forno preriscaldato a 350 gradi F per circa 20 minuti o fino a quando saranno teneri e cotti. Godere!

Wrap di lattuga con hummus e avocado

(Pronto in circa 10 minuti | Per 6 persone)

Per porzione: Calorie: 115; Grassi: 6,9 g; Carboidrati: 11,6 g; Proteine: 2,6 g

ingredienti

1/2 tazza di hummus

1 pomodoro, tritato

1 carota, grattugiata

1 avocado medio, snocciolato e tritato

1 cucchiaino di aceto bianco

1 cucchiaino di salsa di soia

1 cucchiaino di sciroppo d'agave

1 cucchiaio di salsa Sriracha

1 cucchiaino di aglio, tritato

1 cucchiaino di zenzero, appena grattugiato

Sale kosher e pepe nero macinato a piacere

1 cespo di lattuga al burro, separato in foglie

Istruzioni

Mescolare bene l'hummus, il pomodoro, la carota e l'avocado. Unisci l'aceto bianco, la salsa di soia, lo sciroppo d'agave, la salsa Sriracha, l'aglio, lo zenzero, il sale e il pepe nero.

Dividere il ripieno tra le foglie di lattuga, arrotolare e servire con la salsa a parte.

Godere!

Cavoletti di Brussels al forno

(Pronto in circa 35 minuti | Per 6 persone)

Per porzione: Calorie: 151; Grassi: 9,6 g; Carboidrati: 14,5 g; Proteine: 5,3 g

ingredienti

2 chili di cavoletti di Bruxelles

1/4 tazza di olio d'oliva

Sale grosso e pepe nero macinato a piacere

1 cucchiaino di fiocchi di peperoncino

1 cucchiaino di origano secco

1 cucchiaino di prezzemolo secco

1 cucchiaino di semi di senape

Istruzioni

Mescolare i cavoletti di Bruxelles con gli ingredienti rimanenti finché non saranno ben ricoperti.

Arrostire le verdure nel forno preriscaldato a 400 gradi F per circa 35 minuti, mescolando a metà cottura.

Assaggiare, aggiustare di condimento e servire caldo. Godere!

Popper di patate dolci Poblano

(Pronto in circa 25 minuti | Per 7 persone)

Per porzione: Calorie: 145; Grassi: 3,6 g; Carboidrati: 24,9 g; Proteine: 5,3 g

ingredienti

Cavolfiore da 1/2 libbra, tagliato e tagliato a dadini

1 libbra di patate dolci, sbucciate e tagliate a dadini

1/2 tazza di latte di anacardi, non zuccherato

1/4 tazza di maionese vegana

1/2 cucchiaino di curry in polvere

1/2 cucchiaino di pepe di cayenna

1/4 cucchiaino di aneto essiccato

Pepe nero marino e macinato a piacere

1/2 tazza di pangrattato fresco

14 peperoncini poblano freschi, tagliati a metà, senza semi

Istruzioni

Cuocere a vapore il cavolfiore e le patate dolci per circa 10 minuti o finché saranno teneri. Ora schiacciateli con il latte di anacardi.

Aggiungere la maionese vegana, il curry in polvere, il pepe di cayenna, l'aneto, il sale e il pepe nero.

Versate il composto nei peperoni e ricopriteli di pangrattato.

Cuocere nel forno preriscaldato a 400 gradi F per circa 13 minuti o fino a quando i peperoni saranno teneri.

Godere!

Chips di zucchine arrostite

(Pronto in circa 1 ora e 30 minuti | Per 7 persone)

Per porzione: Calorie: 48; Grassi: 4,2 g; Carboidrati: 2g; Proteine: 1,7 g

ingredienti

1 libbra di zucchine, tagliate a fette spesse 1/8 di pollice

2 cucchiai di olio d'oliva

1/2 cucchiaino di origano secco

1/2 cucchiaino di basilico essiccato

1/2 cucchiaino di fiocchi di peperoncino

Sale marino e pepe nero macinato a piacere

Istruzioni

Mescolare le zucchine con gli altri ingredienti.

Disponete le fette di zucchine in un unico strato su una teglia foderata con carta da forno.

Cuocere in forno a 235 gradi F per circa 90 minuti fino a quando diventano croccanti e dorati. Le chips di zucchine diventeranno croccanti mentre si raffreddano.

Godere!

www.ingramcontent.com/pod-product-compliance
Lightning Source LLC
Chambersburg PA
CBHW071859110526
44591CB00011B/1470